SVEN-DAVID MÜLLER · CHRISTIANE WEISSENBERGER

Ernährungsratgeber Schwangerschaft

Genießen erlaubt!

Mit Hinweisen für die Stillzeit

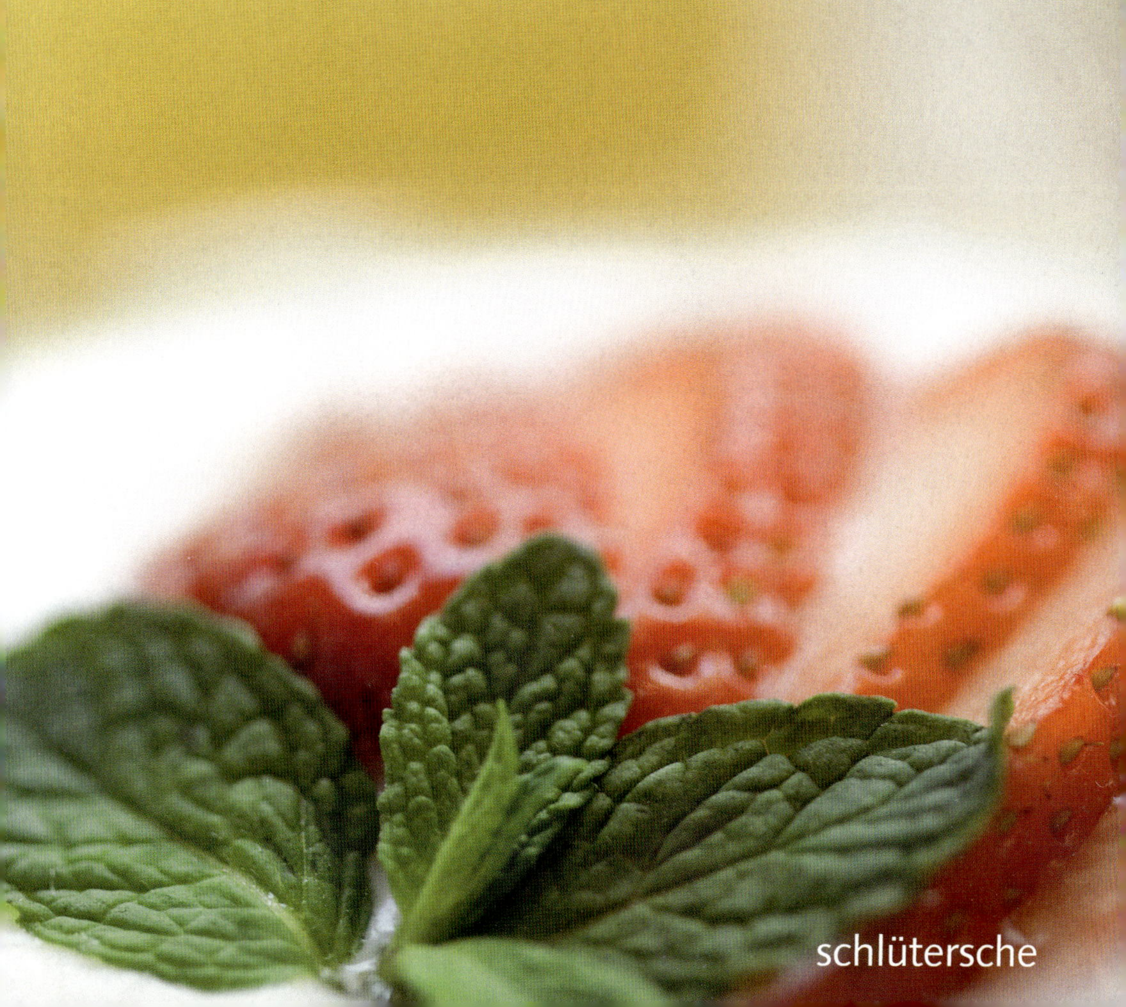

schlütersche

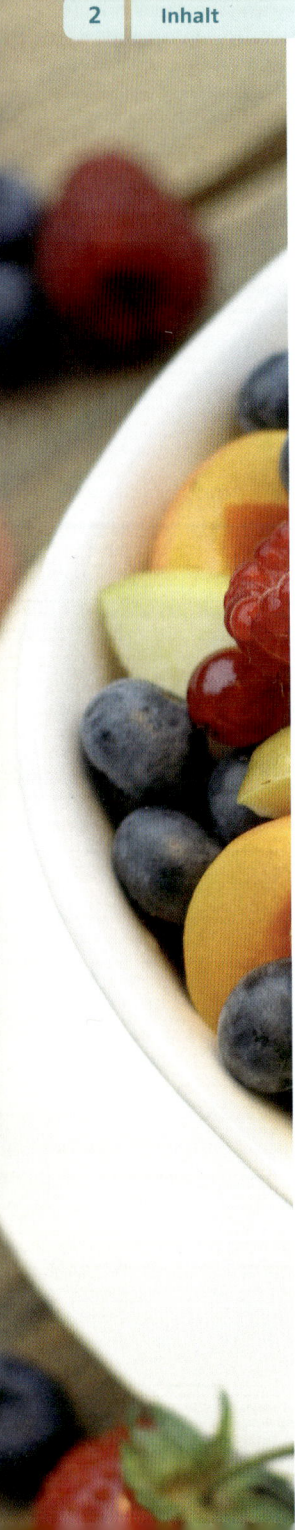

»Kinder sind die Brücke zum Himmel.«
Persisches Sprichwort

!

Regelmäßige Mahlzeiten aus frischen Zutaten sind für Sie jetzt besonders wichtig.

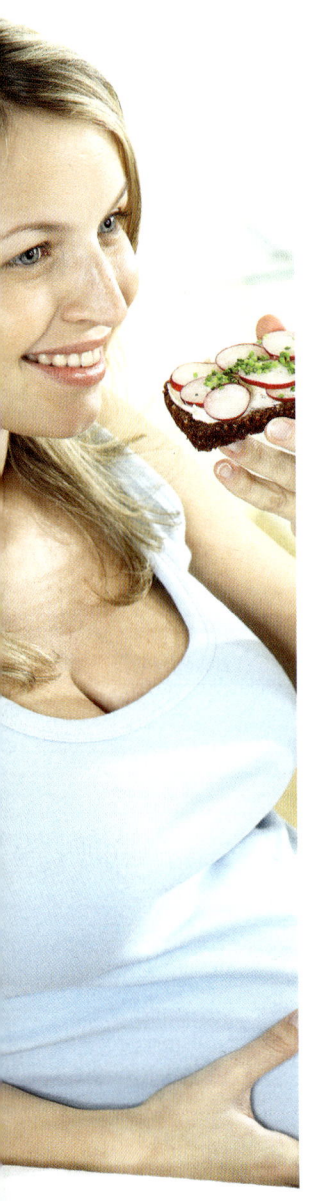

VORWORT

Liebe Leserinnen,

während der Zeit der Empfängnis, in der Schwangerschaft und natürlich auch der Stillzeit haben Sie besondere Ernährungsbedürfnisse. Wir möchten Ihnen mit diesem Buch einen Überblick über eine sinnvolle Ernährungsweise in der Schwangerschaft und Stillzeit geben. Hierzu haben wir aktuelle Forschungsergebnisse zusammengetragen und viele neue, leckere Rezepte für eine gesundheitsbewusste Ernährung zusammengestellt.

Häufig ist zu lesen, dass Sie nun für zwei essen können. Das stimmt so nicht, denn der Bedarf an Kalorien steigt nur wenig an. In der Schwangerschaft ist allerdings der Bedarf an Nähr- und Wirkstoffen erhöht; hier vor allem an Eiweiß, Kalzium, Jod, Eisen, Vitamin D, Folsäure und anderen Vitaminen. Deshalb sollten Sie solche Lebensmittel bevorzugt essen, die eine hohe Nährstoffdichte aufweisen, wie frisches Obst und Gemüse, Vollkornprodukte, Milch und Milchprodukte.

Schwangere und Stillende haben auch einen erhöhten Bedarf an Omega-3-Fettsäuren. Diese Fettsäuren, die in Fischen und Algen, aber auch in Raps-, Lein- und Nussöl vorkommen, fördern die Entwicklung des Gehirns Ihres Babys und seiner Fähigkeiten.

Innereien, besonders Leber, besitzen zwar einen hohen Vitamin- und Mineralstoffgehalt und wären deshalb prinzipiell empfehlenswert. Da Innereien jedoch einen relativ hohen Schadstoff- und Vitamin-A-Gehalt aufweisen, sollten sie nicht allzu oft auf dem Speiseplan einer Schwangeren stehen. Von der Gefahr der Schadstoffe abgesehen, kann zu viel Vitamin A bei einem Ungeborenen zu Wachstumsstörungen und anderen Schädigungen führen.

Praktisch alle schwangeren und stillenden Frauen leiden unter einem Eisenmangel. Daraus kann sich eine Eisenmangelanämie entwickeln, also eine Blutarmut aufgrund des fehlenden Eisens. Der Eisenmangel wirkt sich negativ auf Mutter und Ungeborenes und später auf Mutter und Säugling aus. Die Eisenversorgung kann dadurch verbessert werden, dass Vitamin-C-haltige Lebensmittel zusammen mit Vollkornprodukten gegessen werden, und der Konsum von Schwarz- und vor allem Grüntee (wegen der Gerbsäure bzw. der Tannine, die Eisen binden) möglichst gering gehalten wird. Wegen des hohen Eisenbedarfs des Kindes kann es daher in einzelnen Fällen trotz der Nebenwirkungen (z. B. Verstopfung) notwendig sein, ein Eisenpräparat einzunehmen. Es gibt Hinweise, dass ein Mangel an Eisen die Gehirnentwicklung des Ungeborenen negativ beeinflusst. Fleischwaren sind zwar reich an Eisen, besitzen häufig aber auch einen hohen Fettgehalt.

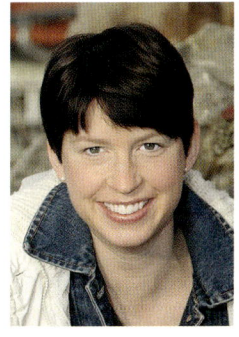

Christiane Weißenberger
Diätassistentin/
Diabetesassistentin

Bei einer unzureichenden Jodzufuhr kann es ebenso zu schwerwiegenden Folgen kommen wie bei einer unzureichenden Folsäurezufuhr.

Alkohol und Zigaretten und bis zu einem gewissen Grad auch Kaffee sollten Sie meiden, da nicht nur Schädigungen beim Kind zu erwarten sind, sondern auch der Bedarf an einzelnen Vitaminen ansteigt.

Besonders in den ersten Schwangerschaftswochen ist die Übelkeit am Morgen sehr belastend. Manche Schwangere leiden auch unter Sodbrennen oder Verstopfungen. Auch auf diese Beschwerden gehen wir auf den folgenden Seiten ein.

Wir wünschen Ihnen eine gesunde Schwangerschaft und Stillzeit!

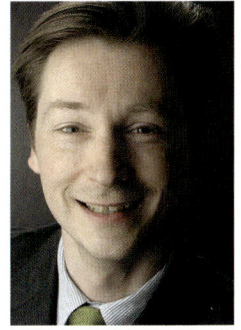

Sven-David Müller
Diätassistent/
Diabetesberater

Ihr
Sven-David Müller

Ihre
Christiane Weißenberger

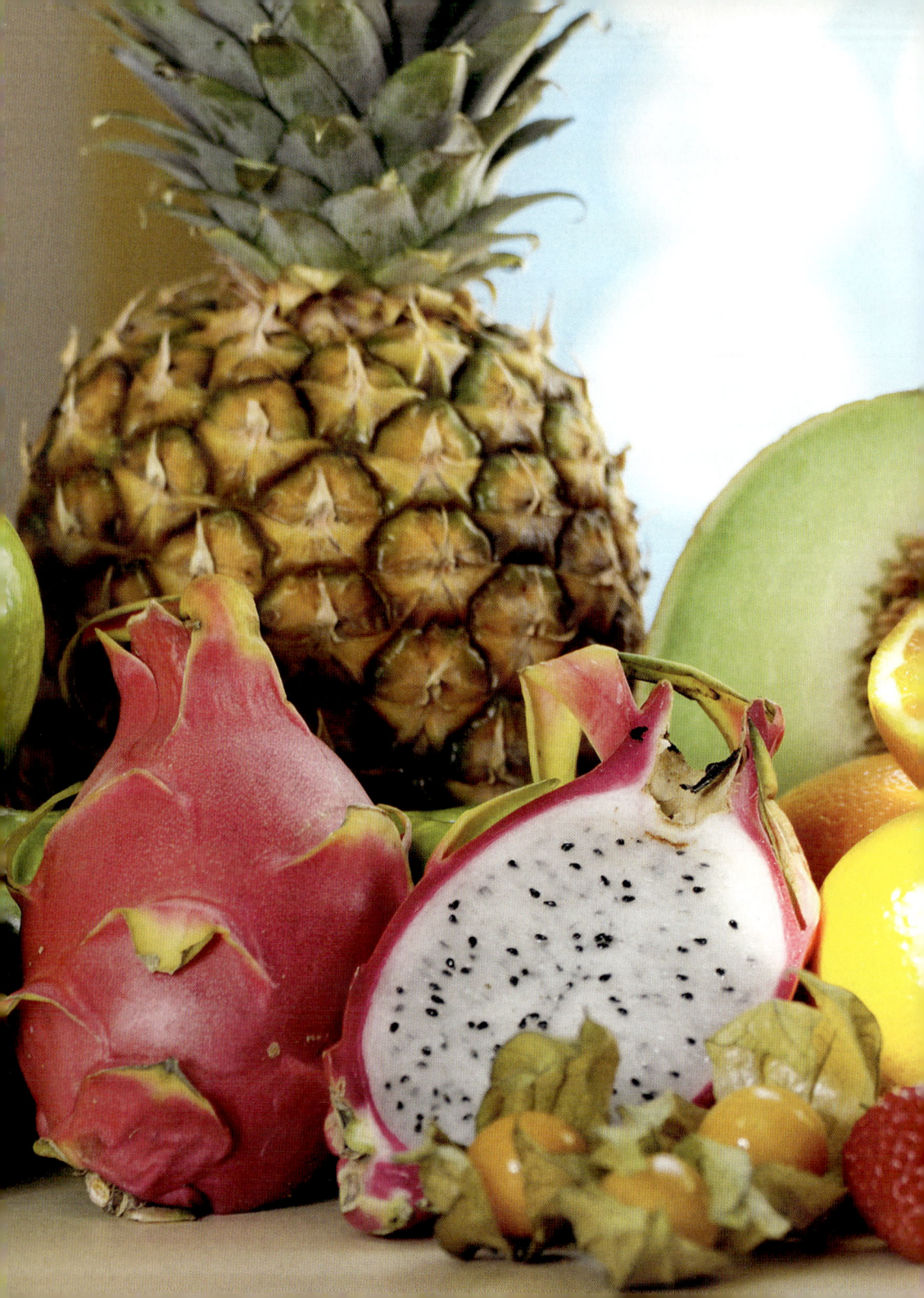

GESUNDE ERNÄHRUNG IN DER SCHWANGERSCHAFT

„Jetzt kannst du für zwei essen" – noch immer glauben viele werdende Mütter diesen Worten. Doch hier hat die Erfahrung aus vielen Generationen einmal nicht recht. Die Schwangerschaft stellt an den Körper der Frau zwar hohe Anforderungen. Doch um damit fertig zu werden, brauchen Schwangere vor allem mehr Eiweiß, Vitamine und Mineralstoffe für ihren veränderten Stoffwechsel, für das Wachstum des Kindes sowie für die Stillzeit.

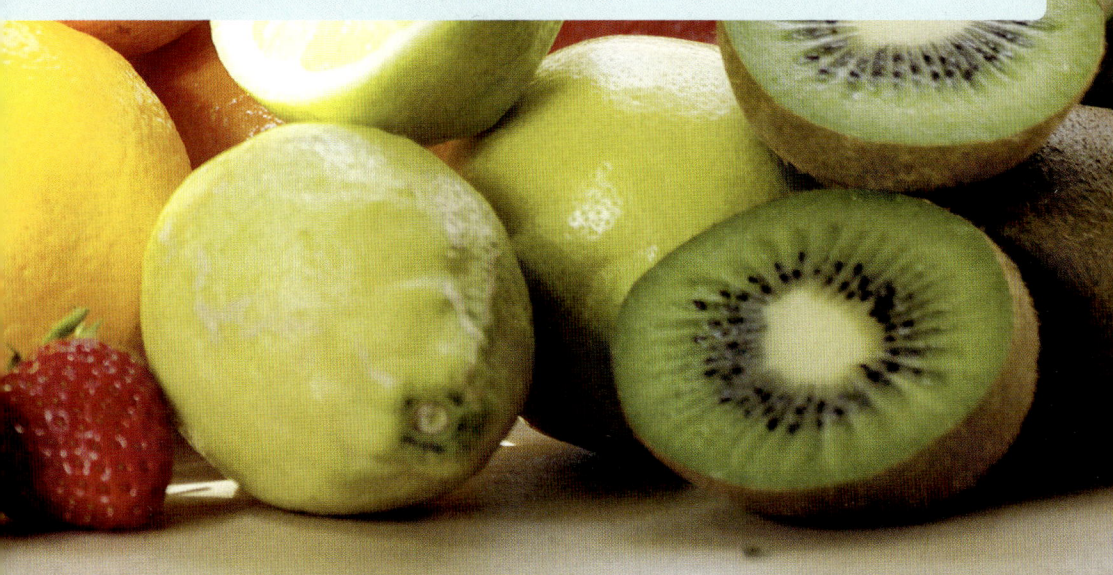

„Für zwei essen"? Qualität statt Quantität

Der Bedarf an Energie, das heißt an Kalorien, steigt im ersten Schwangerschaftsdrittel praktisch nicht an und ist auch später nur wenig erhöht. Mit fortschreitender Schwangerschaft bewegen Sie sich außerdem meistens etwas weniger. Dies trägt dazu bei, dass Sie eigentlich kaum mehr Kalorien aufnehmen sollten als vor der Schwangerschaft. Der Organismus einer schwangeren Frau benötigt in der Tat erst ab der zweiten Schwangerschaftshälfte mehr Kalorien, aber nur ungefähr 250. Das entspricht einem Wurstbrot oder einem Stück Obstkuchen. Also: Statt für zwei zu essen, lieber auf die Qualität achten!

!

Erst ab der zweiten Schwangerschaftshälfte werden mehr Kalorien benötigt.

Die optimale Gewichtszunahme

Sowohl eine zu hohe als auch eine zu niedrige Gewichtsentwicklung während der Schwangerschaft erhöht das Risiko für Komplikationen. Die wünschenswerte Zunahme ist von Frau zu Frau unterschiedlich. Entscheidend ist der Body-Mass-Index (BMI) zu Beginn der Schwangerschaft.

BMI VOR DER SCHWANGERSCHAFT		OPTIMALE GEWICHTSZUNAHME
<19,8	niedriges Ausgangsgewicht	12–18 kg
19,8–26	normales Ausgangsgewicht	11–16 kg
>26	hohes Ausgangsgewicht	7–11 kg

BMI bedeutet:
$$\frac{\text{Körpergewicht in kg}}{\text{Körperlänge in m} \times \text{Körperlänge in m}}$$

Beispiel: Eine Frau, die 70 Kilogramm wiegt und 1,73 Meter groß ist, hat also einen BMI von 23,4. Laut Tabelle wären zusätzliche 11 bis 16 Kilogramm für sie normal.

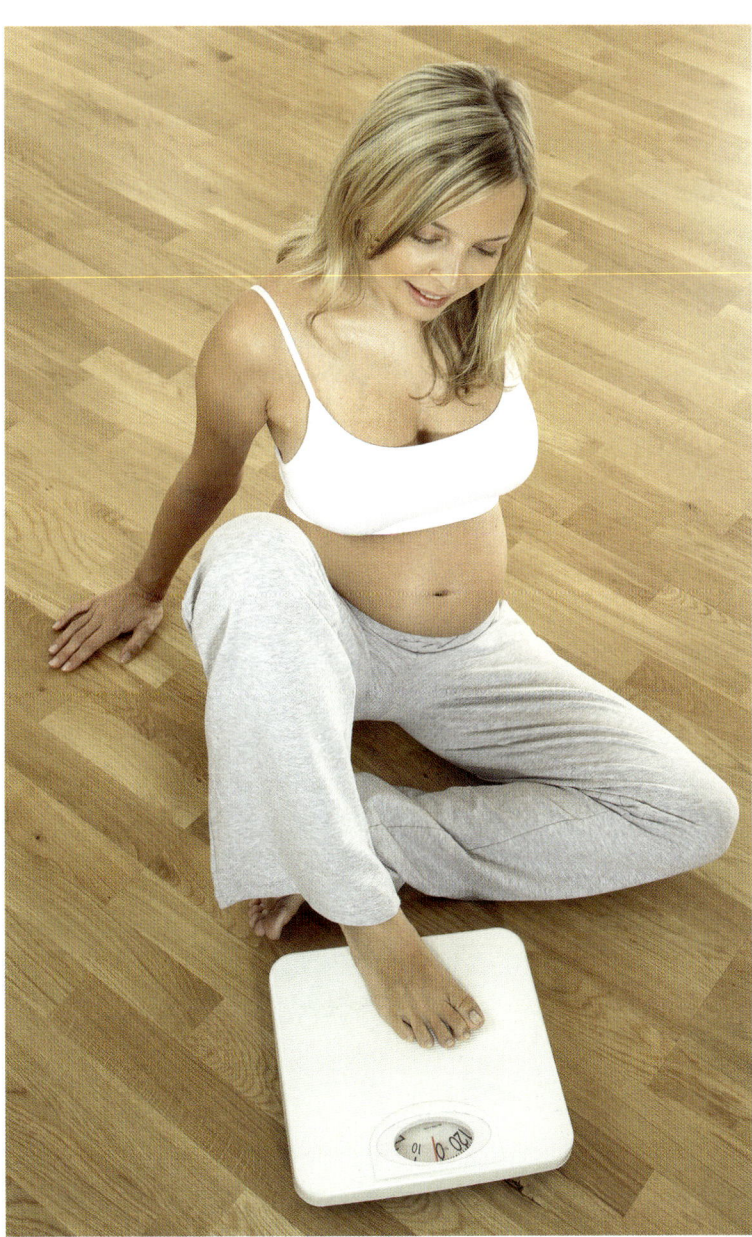

Eine regelmäßige
Gewichtskontrolle ist
jetzt wichtig.

Während der Schwangerschaft brauchen Sie nicht für zwei zu essen. Wichtig ist, auf eine gesunde Ernährung zu achten.

Die Zunahme des Gewichtes ist hauptsächlich auf eine vermehrte Körperflüssigkeit zurückzuführen, vor allem ist mehr Blut vorhanden. Zudem fallen Kind, Plazenta, Fruchtwasser, der vergrößerte Uterus sowie neu gebildetes Gewebe, zum Beispiel an den Brüsten, und gespeichertes Fett ins Gewicht, sodass es leicht zu über 11 Kilogramm vermehrter Körpermasse kommen kann. Eine Schwangere muss daher zwangsläufig zunehmen, wenn sie und ihr Kind gesund durch die Schwangerschaft kommen wollen.

Die Gewichtszunahme während einer Schwangerschaft liegt im Durchschnitt bei etwa 11 bis 16 Kilogramm. Je schlanker Sie sind, umso mehr sollten Sie in der Schwangerschaft zunehmen.

Bei Mehrlingsschwangerschaften ist die Gewichtszunahme insgesamt höher und setzt früher ein. Frauen, die Zwillinge bekommen, sollten zwischen 16 und 20,5 Kilogramm zunehmen.

Viele Mütter wünschen sich gleich nach der Geburt wieder die „alte Figur" herbei. In der Stillzeit erhöht sich der Energiebedarf jedoch noch einmal auf etwa 650 kcal pro Tag mehr als vor der Schwangerschaft, da die Produktion der Milch viel Energie benötigt. Steht dem Körper der Mutter nicht genügend Energie zur Verfügung (zum Beispiel durch Halten einer Diät), müssen die Fettdepots zur Energiegewinnung abgebaut werden. In diesen haben sich jedoch mit der Zeit Schadstoffe abgelagert, die nun in die Muttermilch übergehen und somit den Säugling belasten können.

Eine übermäßige Gewichtszunahme und starkes Übergewicht vor der Schwangerschaft erhöhen das Risiko für Komplikationen während der Schwangerschaft (z. B. Schwangerschaftsdiabetes) oder der Geburt. Zudem besteht für das Kind eine größere Gefahr, später selbst übergewichtig zu werden. Dennoch ist die Schwan-

!

Während der Stillzeit ist eine Diät nicht unbedingt empfehlenswert.

gerschaft nicht der richtige Zeitpunkt um abzunehmen. Wenn Sie Ihr „Soll" bei der Gewichtszunahme schon erreicht haben, sollten Sie versuchen, Ihr Gewicht konstant zu halten.

Nähr- und Wirkstoffe – so wichtig wie nie

Eine gesunde Ernährung ist während Schwangerschaft und Stillzeit von besonderer Bedeutung. Die Nährstoffe, die die Mutter aufnimmt, werden an das Kind weitergegeben, daher haben Schwangere einen erhöhten Nährstoffbedarf. Besonders wichtig ist jetzt vor allem eine ausreichende Aufnahme von Folsäure, Eisen und Kalzium. Gerade in der Schwangerschaft und Stillzeit kann es rasch zu Mangelzuständen kommen, zum Beispiel bei der Versorgung mit Mineralstoffen, da werdende Mütter sich erst einmal auf den erhöhten Nährstoffbedarf einstellen müssen.

> **!**
> Aufgrund des erhöhten Nährstoffbedarfs kann es zu Mangelzuständen kommen.

So hat eine Schwangere einen höheren Bedarf an Eiweiß (plus 20 Prozent), Kalzium (plus 30 Prozent), Vitamin B_2 (plus 36 Prozent), Eisen (plus 100 Prozent), Folsäure (plus 30 Prozent) und Jod (plus 15 Prozent).

Nahrungsinhaltsstoffe, die Energie liefern, werden als Nährstoffe und solche, die Wirkungen im Organismus haben, aber keine Energie liefern, als Wirkstoffe bezeichnet. Daneben gibt es

Unterteilung der Nahrungsbestandteile

MAKRONÄHRSTOFFE	MIKRONÄHRSTOFFE	SONSTIGE NAHRUNGSBESTANDTEILE
• verdauliche Kohlenhydrate	• Vitamine	• Nahrungsfasern (Ballaststoffe)
• Fette (Lipide)	• Mineralstoffe	• sekundäre Pflanzenstoffe
• Eiweiße (Proteine)	– Mengenelemente	• Wasser
	– Spurenelemente	• organische Säure
	– Ultra-Spurenelemente	• Alkohol

außerdem noch sekundäre Pflanzenstoffe, Ballaststoffe, Wasser und Alkohol.

Die Nahrung setzt sich u.a. aus Nähr- und Wirkstoffen zusammen. Der tägliche Speiseplan einer Schwangeren sollte daher so aufgebaut sein, dass von beiden Stoffen genügend aufgenommen wird.

Zu den Nährstoffen gehören Kohlenhydrate, Eiweiße und Fette. Vitamine und Mineralstoffe sind Wirkstoffe. Es gibt wasser- und fettlösliche Vitamine. Entsprechend ihrem Vorkommen im Körper und dem täglichen Bedarf werden Mengen- und Spurenelemente unterschieden. Der Energiegehalt der Nahrung wird in Kilokalorien (kcal) oder Kilojoule (kJ) gemessen. Eine Kilokalorie entspricht 4,2 Kilojoule.

Im Folgenden erfahren Sie, welche Funktion die einzelnen Nähr- und Wirkstoffe in unserem Körper haben und wie sich ihr Bedarf während der Schwangerschaft verändert.

!

Jetzt ist es besonders wichtig, dass Sie ausreichend Nähr- und Wirkstoffe zu sich nehmen.

ENERGIEGEHALT DER NÄHRSTOFFE UND VON ALKOHOL	
1 g Eiweiß	4 kcal
1 g Fett	9 kcal
1 g Kohlenhydrate	4 kcal
1 g Alkohol	7 kcal

Eiweiß

Eiweiß (auch Protein genannt) dient dem Körper als Baustoff. Aminosäuren sind Bausteine der Proteine und haben neben dem Aufbau der Körpermasse noch andere Funktionen im Körper.

Die Deutsche Gesellschaft für Ernährung (DGE) empfiehlt für den gesunden Erwachsenen eine tägliche Zufuhr von 0,8 Gramm Eiweiß pro Kilogramm Körpergewicht, das entspricht einem An-

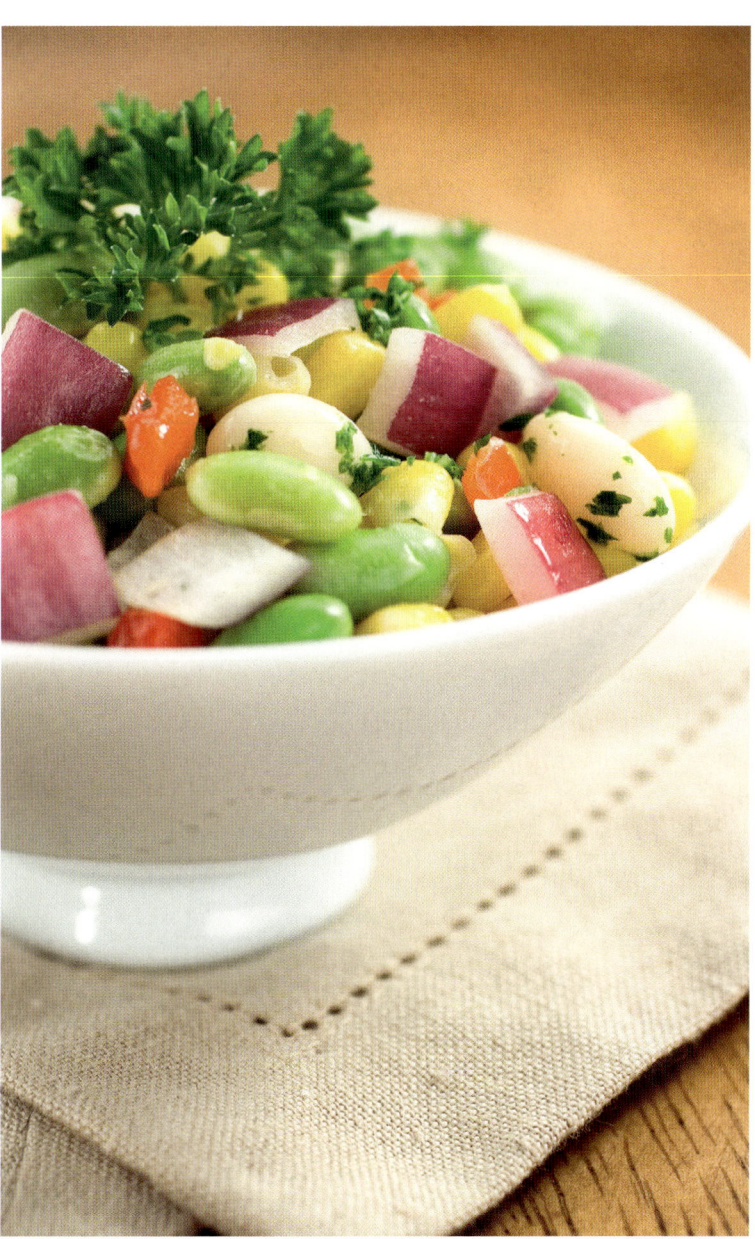

Eine Kombination von Mais und Bohnen liefert hochwertiges Eiweiß, das in der Schwangerschaft besonders wichtig ist.

!

Ein Eiweißmangel
führt zu Stoff-
wechselstörungen.

teil von 10 bis 12 Prozent der Gesamtenergiezufuhr. Eine etwa
60 Kilogramm schwere Frau braucht demzufolge etwa 48 Gramm
Eiweiß pro Tag.

Bei einem Eiweißmangel stehen dem Körper nicht mehr ausreichend Baustoffe zur Verfügung, und der Organismus ist nicht
mehr in der Lage, die körpereigenen Eiweißverbindungen aufzu-
bauen. Es kommt zu zahlreichen Stoffwechselstörungen, beispielsweise einer Schwächung des Immunsystems.

Eiweiß ist einer der wichtigsten Baustoffe des Körpers.

Eiweißbedarf

In der Schwangerschaft wird Eiweiß unter anderem für das
Wachstum von Plazenta und Fötus benötigt. Auch für die Entwicklung des Gehirns des Embryos ist Eiweiß sehr wichtig.

Insbesondere in der Schwangerschaft und Stillzeit ist es wichtig, hochwertiges Eiweiß aufzunehmen. Hier ist der Begriff der
biologischen Wertigkeit von Bedeutung. Sie gibt an, wie viel
Gramm körpereigenes Eiweiß aus 100 Gramm Nahrungseiweiß
gebildet werden können. Eine bessere biologische Wertigkeit

Biologische Wertigkeit von Eiweißen und Eiweißgemischen

NAHRUNGSMITTEL	BIOLOGISCHE WERTIGKEIT	EIWEISSPROZENTE
Vollei und Kartoffeln	137	35 % (Vollei) – 65 % (Kartoffeln)
Vollei und Milch	122	71 % (Vollei) – 29 % (Milch)
Vollei und Weizen	118	68 % (Vollei) – 32 % (Weizen)
Bohnen und Mais	101	52 % (Bohnen) – 48 % (Mais)
Vollei	100	
Kartoffeln	90–100	
Kuhmilch	84–88	
Rindfleisch	83–92	
Soja	84	
Weizenmehl	59	

wird durch die Kombination von tierischem und pflanzlichem Eiweiß erzielt.

Die höchste biologische Wertigkeit ergibt die Kombination aus 500 Gramm Kartoffeln und einem Ei. Der Wert entspricht 137. Aber auch eine Kombination von Getreide und Hülsenfrüchten, beispielsweise Mais und Bohnen, ist sinnvoll. Es ist somit möglich, auch ohne Fleisch den Eiweißbedarf optimal zu decken.

Ein zweiter bedeutender Faktor ist die Bioverfügbarkeit von Eiweißen. Unter Bioverfügbarkeit versteht man den Anteil der mit der Nahrung zugeführten Eiweiße, der in Aminosäuren umgewandelt werden kann und so ins Blut gelangt. Verschiedene Einflüsse wie Lagerung, Hitzebehandlung oder Verdauung der Eiweiße können zu einer Verringerung der Verfügbarkeit der Aminosäuren beitragen. Die Eiweiße von gekochten Eiern sind aufgrund der Hitzedenaturierung (Veränderung durch Hitze) besser verfügbar als die Eiweiße roher Eier. Die Verfügbarkeit tierischer Eiweiße ist besser als die pflanzlicher.

!

Vegetarierinnen können den Eiweißbedarf durch Getreide und Hülsenfrüchte decken.

Bioverfügbarkeit von Eiweiß aus tierischen und pflanzlichen Lebensmitteln

LEBENSMITTEL	BIOVERFÜGBARKEIT (in Prozent)
Pflanzliche Herkunft	
Getreideeiweiß	91–95
Gemüseeiweiß	90
Mais-/Sojaeiweiß	73–87
Tierische Herkunft	
Fleischeiweiß	85–100
Fischeiweiß	98–99
Eieiweiß	97
Kuhmilcheiweiß	87

Ab dem zweiten Drittel der Schwangerschaft steigt der Eiweißbedarf leicht an. Als Faustregel gilt: etwa 30 Gramm Eiweiß zusätzlich pro Tag sind genug.

Eiweißreiche Lebensmittel sind mageres Fleisch, Wurstwaren, Fisch, Milch- und Milchprodukte, Eier, Hülsenfrüchte und Sojaprodukte.

Fette

Nahrungsfette (auch Lipide genannt) sind wichtige Energielieferanten für unseren Organismus. Sie liefern dem Körper mehr als doppelt so viel Energie wie Eiweiß und Kohlenhydrate. Neben ihrer Funktion als Energielieferant sind Fette Träger der fettlöslichen Vitamine sowie von Geschmacks- und Aromastoffen. Darum schmecken Gerichte mit einem hohen Fettanteil so lecker!

Fette bestehen hauptsächlich aus Fettsäuren. Bei den Fettsäuren unterscheidet man zwischen gesättigten Fettsäuren, Transfettsäuren sowie einfach und mehrfach ungesättigten Fettsäuren. Die mehrfach ungesättigten Fettsäuren bezeichnet man als essenzielle (lebensnotwendige) Fettsäuren. Sie werden in Omega-6- und Omega-3-Fettsäuren eingeteilt. Omega-3-Fettsäuren mindern das Risiko für Herzinfarkte, hemmen Entzündungen und wirken in vielfältiger Weise positiv auf die Gesundheit.

Mit der Nahrung sollten höchstens 30 Prozent der Gesamtenergiemenge in Form von Fetten, überwiegend pflanzlichen Ursprungs zugeführt werden. Die DGE-Empfehlung lautet, davon 10 Prozent aus gesättigten, 7 bis 10 Prozent aus mehrfach ungesättigten und 10 bis 13 Prozent der Gesamtfettmenge aus einfach ungesättigten Fettsäuren zuzuführen. Einfach ungesättigte Fettsäuren sind vor allem in Oliven- oder Rapsöl, mehrfach ungesättigte Fettsäuren kommen beispielsweise in Maiskeim-, Sonnenblumen- und Distelöl sowie in Fettfischen vor. Reich an Omega-3-

Lachs enthält
ungefähr 1,8 Gramm
Omega-3-Fettsäuren
pro 100 Gramm.

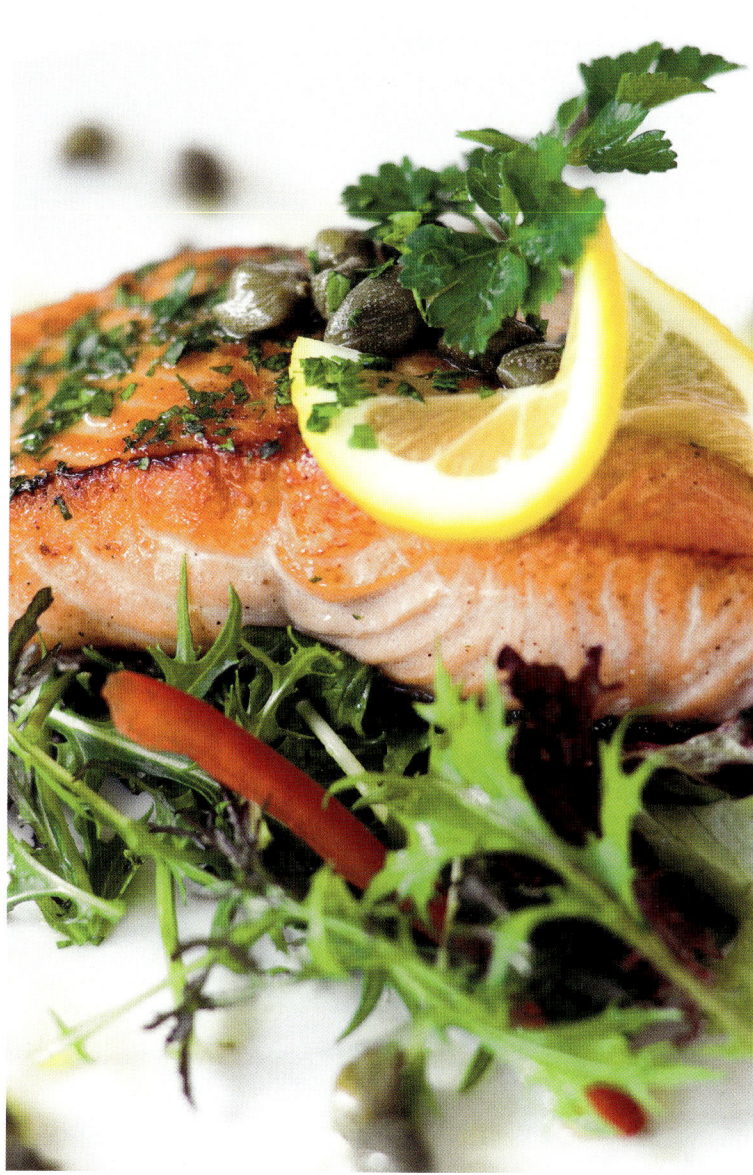

> **!**
>
> Jetzt ist vor allem die Aufnahme von mehrfach ungesättigten Fettsäuren wie Omega-3- und Omega-6-Fettsäuren wichtig.

Fettsäuren sind Fettfische wie Hering, Sardine und Lachs, reich an Omega-6-Fettsäuren sind bestimmte Pflanzen und Pflanzenöle.

Gesättigte Fettsäuren sind hauptsächlich in tierischen Fetten wie Fleisch, Milch und Milchprodukten, aber auch in pflanzlichen Fetten wie Kokosfett enthalten. Die ungesunden Transfettsäuren kommen in gehärteten Fetten oder stark erhitzten Fetten vor.

Fettreiche Lebensmittel sind Butter, Margarine, Öl, Fleisch, Wurst, Käse, Sahne, Eier, Nüsse und Samen.

Fettbedarf

In der Schwangerschaft kann die Fettzufuhr bis auf 35 Prozent der Gesamtenergieaufnahme angehoben werden. Wichtig ist die Aufnahme von mehrfach ungesättigten Fettsäuren wie Omega-3- und Omega-6-Fettsäuren durch die Verwendung von pflanzlichen Ölen und Kaltwasserfischen (zum Beispiel Makrele, Hering, Thunfisch oder Lachs). Insbesondere Omega-3-Fettsäuren sollten zusätzlich zu 0,05 Gramm im ersten und 0,16 Gramm im zweiten und dritten Schwangerschaftsabschnitt täglich aufgenommen werden. Während des letzten Schwangerschaftsdrittels speichert das Gehirn des Fötus langkettige Fettsäuren, insbesondere Arachidon- und Docosahexaensäure (DHA). Für das Maß der Anreicherung ist der DHA-Status der Schwangeren entscheidend.

Omega-3-reiche Fische

FISCHART	OMEGA-3-FETTSÄUREN (g pro 100 g)
Lachs	1,8
Sardine	1,4
Hering	1,2
Makrele	1,0
Thunfisch	0,7

Durch eine optimale Zufuhr kann die Sehschärfe, die kognitive Entwicklung und die Abwehrkraft der Kinder verbessert werden. Um eine erhöhte Fettzufuhr mit gleichzeitig erhöhter Energiezufuhr zu vermeiden, sollte der Fettbedarf durch magere und fettarme Lebensmittel, wie magere Milchprodukte, Käsesorten, mageres Fleisch wie Geflügel, Rind- oder Kalbsfleisch, gedeckt werden.

Kohlenhydrate

Kohlenhydrate spielen in der Ernährung des Menschen von allen Nährstoffen die wichtigste Rolle. Dazu zählen alle Arten von Zucker und Stärke sowie auch die Ballaststoffe in unserer Nahrung. Kohlenhydrate dienen dem Körper als schneller Energielieferant, beispielsweise für Gehirnzellen, der Versorgung des Nervensystems und der Muskulatur. Nach den Empfehlungen der DGE sollten mehr als 50 Prozent der Gesamtenergiezufuhr von Kohlenhydraten geliefert werden.

> **!**
> Kohlenhydrate sind die wichtigsten Nährstoffe. Sie bestehen aus verschiedenen Zuckern und Stärke und sind ein schneller Energielieferant für Gehirn, Nerven und Muskeln.

Kohlenhydrate setzen sich aus einer unterschiedlichen Anzahl von Zuckern (Sacchariden) zusammen. Die Anzahl der Zuckermoleküle und ihre Bindung zueinander spielen für die Ernährung eine wichtige Rolle. Man unterscheidet drei Arten von Kohlenhydraten: Einfachzucker (Monosaccharide), Zweifachzucker (Disaccharide) und Vielfachzucker (komplexe Kohlenhydrate oder Polysaccharide). Polysaccharide werden in verwertbare oder verdauliche und in nicht verwertbare oder unverdauliche unterschieden.

Kohlenhydratreiche Lebensmittel sind Zucker, Zuckerhaltiges, Getreideprodukte, Obst, Gemüse, Kartoffeln und Milch. Stärkehaltige Lebensmittel sind Getreide, Kartoffeln und Gemüse.

Daneben gibt es noch rasch verfügbare Kohlenhydrate wie Trauben-, Frucht-, Haushalts-, Malz- oder Milchzucker.

!

Der Kohlenhydrat-
bedarf während der
Schwangerschaft
ist nicht erhöht.
Die aufgenomme-
nen Kalorien sollten
jedoch nicht aus
Zucker und
Weißmehlproduk-
ten stammen.

Neben den verwertbaren Kohlenhydraten gibt es die Gruppe der nicht verwertbaren Kohlenhydrate, die Ballaststoffe. Sie kommen ausschließlich in pflanzlichen Lebensmitteln vor. Ballaststoffhaltige Lebensmittel sind beispielsweise Getreide und daraus hergestellte Produkte wie Vollkornbrot, -nudeln, außerdem Hülsenfrüchte sowie Gemüse und Obst und Ballaststoffkonzentrate wie Weizenkleie, Haferkleie oder Plantago-ovata-Samenschalen. Pro Tag sollten mit der Nahrung mindestens 30 Gramm Ballaststoffe aufgenommen werden.

Ballaststoffe in der Ernährung sorgen für eine gesunde Darmtätigkeit und ein erhöhtes Sättigungsgefühl nach dem Essen. Außerdem können sie bei der Senkung des Blutcholesterinspiegels hilfreich sein.

Die wichtigsten Kohlenhydrate

Monosaccharide:
- Glukose (Traubenzucker in Obst, Süßigkeiten)
- Fruktose (Fruchtzucker in Obst)
- Galaktose (Bestandteil des Milchzuckers)

Dissacharide:
- Saccharose (= Glukose + Fruktose, Rübenzucker oder Haushalts-
  zucker in Süßigkeiten, Getränken und dort, wo wir ihn zufügen)
- Laktose (= Glukose + Galaktose, Milchzucker in Milch,
  Süßigkeiten)
- Maltose (= Glukose + Glukose, Malzzucker in Bier, Süßigkeiten)

Polysaccharide:
- Stärke, das wichtigste Nahrungskohlenhydrat, in Getreide,
  Kartoffeln, Gemüse und Hülsenfrüchten
- Glykogen im Muskelfleisch
- Ballaststoffe, Zellulose oder Pektin, in Vollkorngetreide, Gemüse,
  Hülsenfrüchten und Obst

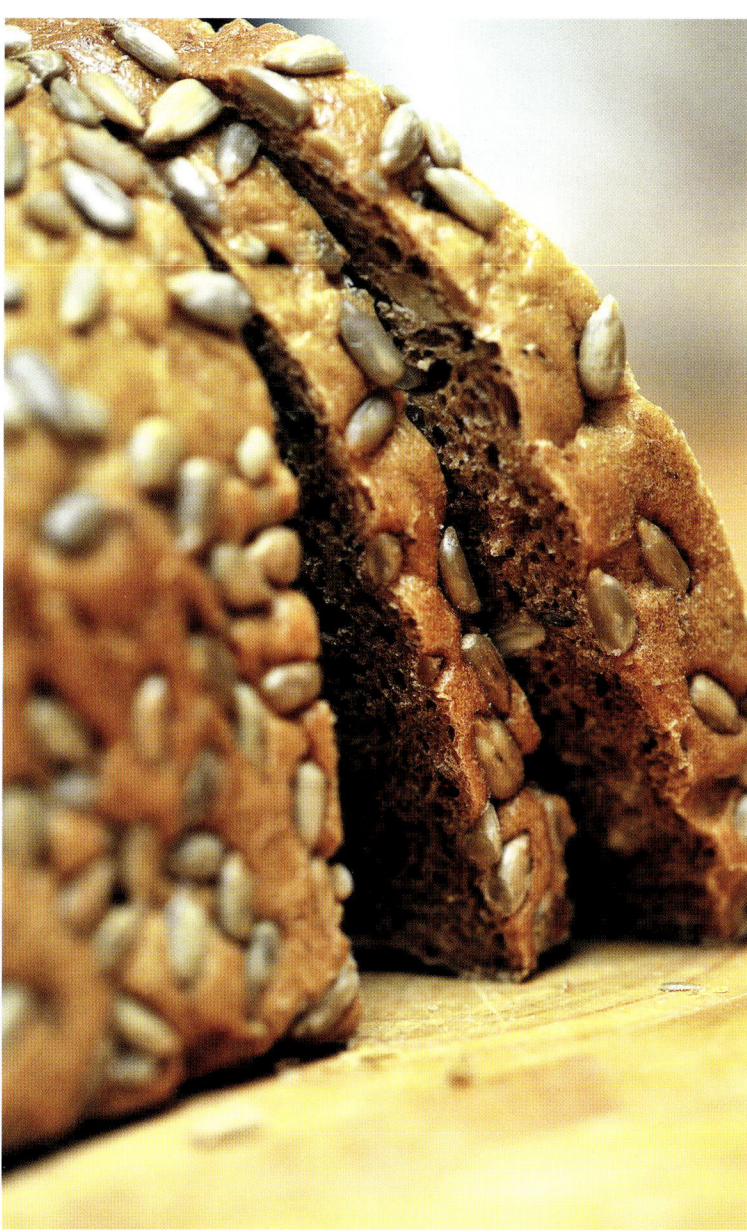

Vollkornbrot ist
besonders ballast-
stoffreich.

Kohlenhydratbedarf

Der Fötus deckt seinen Energiebedarf überwiegend über Glukose: Von der sich im mütterlichen Blut befindlichen Glukose werden 40 Prozent von der Plazenta benötigt. Der Anteil der Kohlenhydrataufnahme von 55 Prozent der Gesamtenergieaufnahme erhöht sich dadurch aber nicht. Die Kohlenhydrate sollen jedoch überwiegend komplexer Art sein, wichtig ist, dass nicht zu viele Kohlenhydrate in Form von Zucker und Weißmehlprodukten zugeführt werden. Diese Nahrungsmittel enthalten viele „leere" Kalorien, weil sie sehr wenige Nährstoffe enthalten. Zur Deckung des Kohlenhydratbedarfs sind besonders nahrungsfaserreiche Lebensmittel geeignet, die eine schwangerschaftsbedingte Verstopfung lindern oder verhindern können. Allerdings ist dazu eine ausreichende Flüssigkeitszufuhr von zwei Litern täglich notwendig, da durch die Quellung der Ballaststoffe ein höheres Stuhlvolumen erreicht und somit die Verdauung beschleunigt wird.

!

Die Kohlenhydrate sollten nicht aus Zucker oder Weißmehlprodukten stammen.

Wasser

Wasser ist der mengenmäßig wichtigste anorganische Bestandteil des menschlichen Organismus. Der Wassergehalt des menschlichen Organismus liegt zwischen 50 und 80 Prozent (Mittelwert: 60 Prozent). Der prozentuale Wasseranteil ist vom Alter abhängig. Die Flüssigkeitsbilanz des Körpers richtet sich nach der Aufnahme von Oxidationswasser, das bei der Verstoffwechselung von Fett, Kohlenhydraten und Eiweiß entsteht, und Verlusten durch Schweiß sowie von der Urinausscheidung. Der Flüssigkeitsbedarf liegt bei 20 bis 40 Milliliter pro Kilogramm Körpergewicht (1500 bis 2000 Milliliter beim Erwachsenen).

Wasser-/Flüssigkeitsbedarf

In der Schwangerschaft ist der Flüssigkeitsbedarf leicht, in der Stillzeit dagegen deutlich erhöht. Aber nicht alle Getränke sind in der Schwangerschaft und Stillzeit empfehlenswert. Alkoholische Getränke sollten strikt gemieden werden, zuckerhaltige Softdrinks können die Wahrscheinlichkeit der Entstehung von Übergewicht fördern. Zitrusfruchtsäfte sind für stillende Frauen oftmals ein Problem, da beispielsweise der Konsum von Orangensaft zu einem wunden Po beim Säugling führen kann. Der Zusammenhang ist letztlich nicht geklärt.

Hier gilt jedoch dasselbe wie beim Verzehr von Obst in der Schwangerschaft (siehe Seite 31).

> **!**
>
> Während der Schwangerschaft und der Stillzeit sind alkoholhaltige Getränke verboten.

Vitamine

Vitamine sind für den Körper wichtige Wirkstoffe, die er bis auf einen, das Vitamin A, nicht selbst bilden kann. Vitamine haben vor allem die Aufgabe, bestimmte Stoffwechselprozesse im Körper zu steuern. Es werden fett- und wasserlösliche Vitamine unterschieden. Zu den fettlöslichen zählen die Vitamine A, D, E, K. Die wasserlöslichen sind die Vitamine C und alle Vitamine der B-Gruppe (Thiamin, Riboflavin, Niacin, Pantothensäure, Biotin, Pyridoxin, Cobalamin und Folsäure).

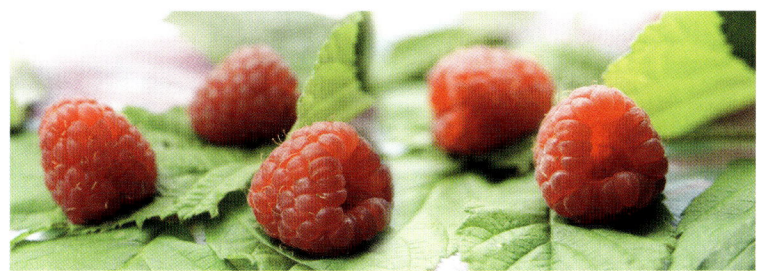

Himbeeren enthalten Vitamin C, Biotin und Vitamine aus der B-Gruppe.

!

Überall wo
Wachstum und
Entwicklung
vermehrt stattfin-
den, steigt der
Vitaminbedarf
entsprechend an.
Dies gilt besonders
für die Vitamine der
B-Gruppe.

Vitaminbedarf

Überall, wo Wachstum und Entwicklung vermehrt stattfinden, steigt der Vitaminbedarf entsprechend an. Dies gilt besonders für die Vitamine der B-Gruppe.

Eine Sonderstellung unter den Vitaminen kommt der Folsäure (Vitamin B_9) zu. Bereits bei nicht schwangeren jungen Frauen besteht oftmals eine Unterversorgung. Im Falle einer Schwangerschaft steigt der Folsäurebedarf um das Doppelte, weshalb nur wenige der Schwangeren den Mehrbedarf durch Nahrungsaufnahme decken können. Da ein Mangel dieses Vitamins die Entstehung zahlreicher schwerer Missbildungen (Neuralrohrdefekt, d. h. offene Stellen am Rücken sowie im Bereich des Schädels des Ungeborenen) fördern kann, muss Folsäure zusätzlich eingenommen werden. Dies muss jedoch vor einer geplanten Schwangerschaft geschehen. Zum Zeitpunkt der sicheren Diagnose der Schwangerschaft ist der Embryo bereits einige Wochen alt. Die sensible Phase der Neuralrohrbildung ist dann schon weit fortgeschritten, weshalb eine Folsäuregabe in diesem Entwicklungsstadium einen geringen Effekt hat.

VITAMINE	MEHRBEDARF WÄHREND DER SCHWANGERSCHAFT (in Prozent)	EMPFOHLENE GESAMTZUFUHR
Folsäure	100	0,8 mg
Vitamin D	100	10 µg
Vitamin B_6	63	2,6 mg
Vitamin A	38	1,1 mg
Vitamin C	33	100 mg
Vitamin B_1	25	1,5 mg
Vitamin B_2	20	1,8 mg
Vitamin E	17	14 mg
Vitamin B_{12}	17	3,5 µg
Niacin	13	2 mg

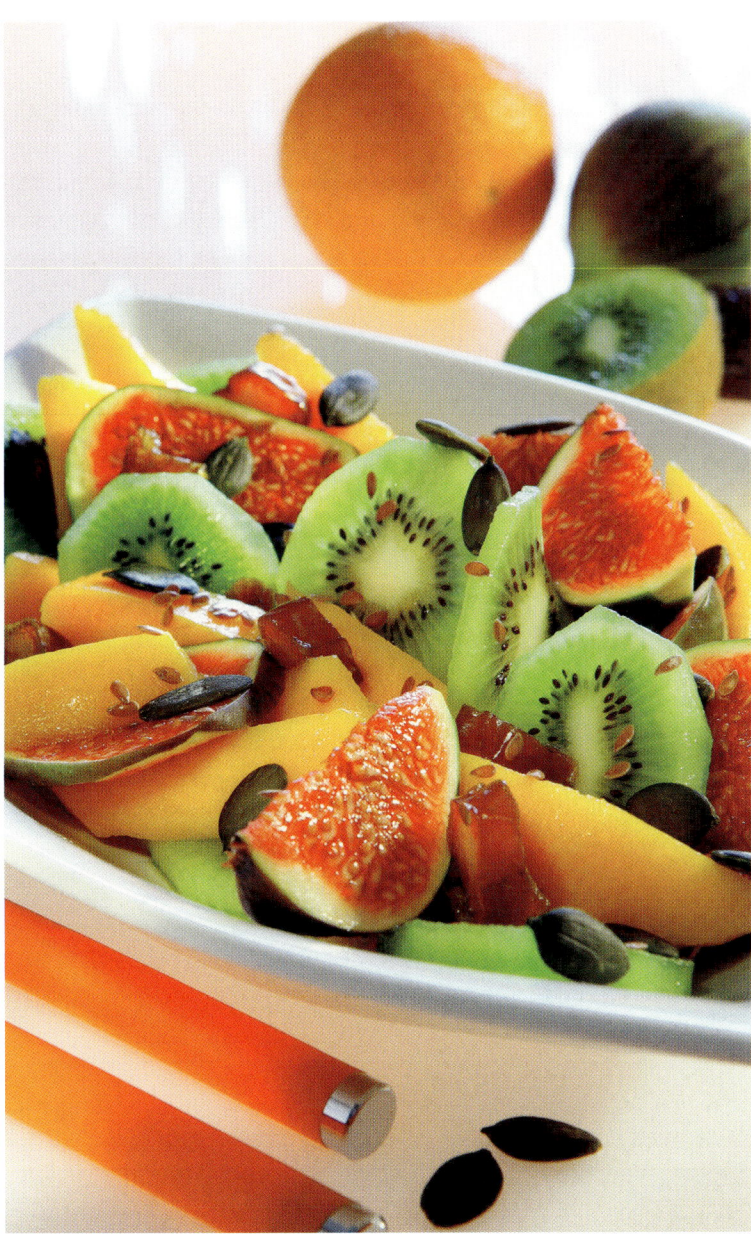

Ein Obstsalat ist
lecker und enthält
viele Vitamine.

Mineralstoffe

Als Mineralstoffe werden die anorganischen Bestandteile der Nahrung bezeichnet. Auch sie kann der Körper nicht selbst bilden. Da sie jedoch essenziell, also lebenswichtig sind, ist eine tägliche Zufuhr an Mineralstoffen wichtig. Die Mineralstoffe Natrium, Kalium, Kalzium, Phosphor und Magnesium werden als Mengenelemente bezeichnet. Von ihnen benötigt der Organismus vergleichsweise viel. Zink, Mangan, Kupfer, Selen, Chrom, Jod, Fluor und Molybdän sowie Eisen gehören zu den Spurenelementen, von denen – bis auf Eisen – der Körper nur wenig benötigt.

Mineralstoffbedarf

!

Magnesium lindert die nächtlichen Wadenkrämpfe.

Bei den Mineralstoffen besteht während der Schwangerschaft ein vermehrter Bedarf an Kalzium, Jod, Eisen und Zink. Eine erhöhte Zufuhr von Magnesium ist nicht nötig, aber empfehlenswert, denn es vermindert das Auftreten vorzeitiger Wehen und Wadenkrämpfen.

Der Kalziumbedarf erhöht sich während der Schwangerschaft von 1 Milligramm auf 1,2 Milligramm täglich. Werden nicht genügend Milch- und Milchprodukte aufgenommen, können Mangelerscheinungen auftreten. Deshalb ist die zusätzliche Aufnahme von Kalziumpräparaten sinnvoll.

Der Eisenbedarf steigt während der Schwangerschaft auf das Doppelte (von normal 15 Milligramm auf 30 Milligramm täglich). Da die optimale Aufnahme von Eisen besonders durch den Verzehr von reichlich Muskelfleisch erfolgt, ist auch hier – nach Absprache mit dem Arzt – eine Substitution mit Eisenpräparaten empfehlenswert – das gilt besonders für Vegetarierinnen.

Jodmangel war in der Vergangenheit für zum Teil schwerwiegende Entwicklungsstörungen bei Neugeborenen verantwortlich. Auch heute noch sind Jodmangelerscheinungen im Rahmen einer Schwangerschaft bei Mutter und Kind nicht selten.

Der Jodbedarf von Schwangeren und Stillenden liegt deutlich über den Bedarf von Nichtschwangeren. Der Fötus beginnt bereits in der zwölften Schwangerschaftswoche Schilddrüsenhormone zu produzieren und ist daher auf die Jodzufuhr aus dem mütterlichen Blutkreislauf angewiesen. Während der Schwangerschaft und Stillzeit sollten täglich 230 Milligramm Jod in Tablettenform zusätzlich zur schilddrüsengesunden Ernährung, die mit Jodsalz gesalzen ist, eingenommen werden. Die Schwangerschaft ist übrigens auch bei Ödemen oder der sogenannten EPH-Gestose (Erkrankung, die nur während der Schwangerschaft auftritt – früher auch als Schwangerschaftsvergiftung bezeichnet; heute neigt

> **!**
>
> Frühere Empfehlungen von salzarmer Ernährung während der Schwangerschaft gelten heute als überholt. Verwenden Sie jedoch mit Jod und Folsäure angereichertes Salz.

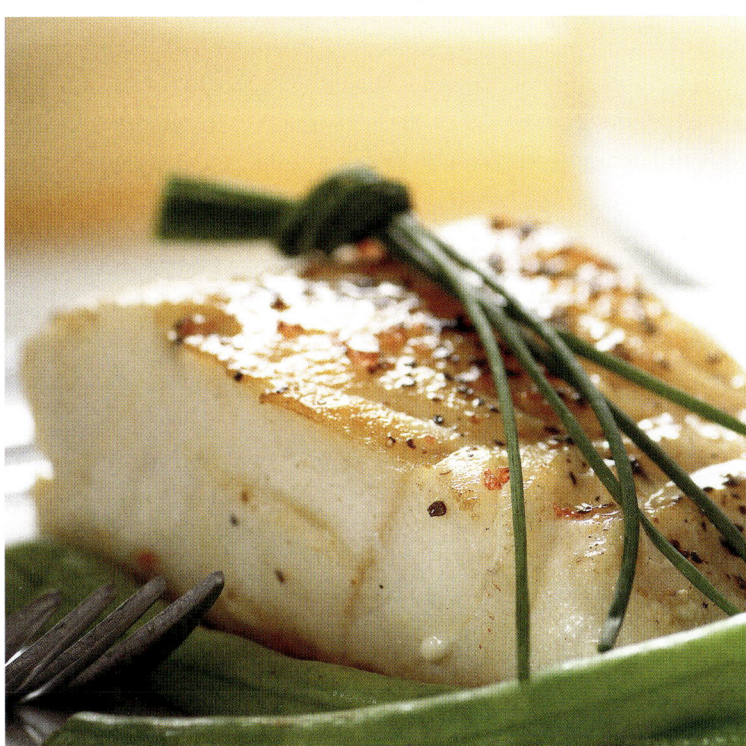

Schwangere sollten regelmäßig Fisch essen.

man eher zu der Bezeichnung Schwangerschaftsstoffwechselstörung) keine Zeit, in der eine salz- oder gar flüssigkeitsarme Ernährung durchgeführt werden sollte.

Jodempfehlungen während der Schwangerschaft und Stillzeit:
- Schilddrüsengesunde, jodreiche Ernährung
- Täglich 230 Milligramm Jod in Tablettenform
- Ausschließliche Verwendung von Jodsalz (besser fluoridiertes Jodsalz)
- Verwendung von Back- und Wurstwaren sowie Fertiglebensmitteln, die mit Jodsalz hergestellt wurden
- Regelmäßiger Verzehr von gegartem Seefisch und Milch

!

Jodmangel während der Schwangerschaft führt zur Kropfbildung beim Säugling.

Etwa 50 bis 70 Prozent aller Schwangeren mit Jodmangel entwickeln im letzten Drittel der Schwangerschaft einen Kropf. In Deutschland werden jährlich 6000 Säuglinge mit Kropf geboren. Mütter sowie gestillte Säuglinge von Müttern, die ihren Jodbedarf nach obigen Empfehlungen decken, sind ausreichend mit Jod versorgt. Andernfalls kommt es bei Säuglingen unter Muttermilchernährung zur Hypothyreose (Schilddrüsenunterfunktion). Wichtig ist die Verwendung von mit Jod angereicherter Säuglingsmilch für nicht (mehr) gestillte Säuglinge. Ab dem sechsten Lebensmonat ist die Verabreichung von mit Jod angereicherter Beikost erforderlich.

MINERALSTOFF	MEHRBEDARF WÄHREND DER SCHWANGERSCHAFT (in Prozent)	EMPFOHLENE GESAMTZUFUHR
Eisen	100	30 mg
Magnesium	33	400 mg
Zink	25	15 mg
Kalzium	20	1200 mg
Jod	15	230 µg

Kritische Lebensmittel während der Schwangerschaft und Stillzeit

Manche Lebensmittel enthalten Krankheitserreger, die für das ungeborene Kind und die Mutter sehr schädlich sein können (siehe Listerien, Seite 43). Das Immunsystem der Mutter ist aufgrund der Hormonumstellung nicht so widerstandsfähig wie vor der Schwangerschaft. So kann es schneller zu einer Infektion kommen. Infektionen sind in der Schwangerschaft besonders kritisch, da die therapeutischen Möglichkeiten begrenzt sind und schwere Folgen für den Fötus mit sich bringen können. Aufgrund des hohen Gefahrenpotenzials sollte daher in der Schwangerschaft auf bestimmte Lebensmittel verzichtet und die hygienischen Maßnahmen im Haushalt verschärft werden. Zu den risikoreichen Lebensmitteln gehören zum Beispiel ungewaschenes, ungeschältes, rohes Gemüse und Obst, ungewaschene und vorgefertigte Salate, Rohmilch und Rohmilchprodukte, Käserinde, Weichkäse mit Rotschmiere, rohes oder nur halbgares Fleisch, Rohwurst, rohe Fischerzeugnisse, frisch gepresste Säfte aus ungewaschenem Obst und Gemüse, rohe, nicht ganz durchgegarte Eier und Produkte, in denen rohe Eier enthalten sind. Häufig wird stillenden Müttern geraten, auf bestimmte Obstsorten zu verzichten, da der Verzehr zu einem wunden Po des Kindes führen kann. Da Obst jedoch ein wichtiger Vitaminlieferant ist und diese These wissenschaftlich nicht belegt ist, sollte die Mutter auf keine bestimmten Obststorten verzichten und diese nur vom Speiseplan verbannen, wenn tatsächlich ein Anlass dazu vorliegt. Dies gilt auch beim Verzehr von blähenden Lebensmitteln, wie Kohl oder Zwiebeln. Auch diese sollten nur gemieden werden, wenn das Kind tatsächlich empfindlich darauf reagiert.

!

Obst und Gemüse sollten immer gründlich gewaschen werden.

!

Auf Alkohol und Nikotin sollten Sie während der Schwangerschaft Ihrem Kind zuliebe vollständig verzichten.

Alkohol, Nikotin und Koffein

Alkohol ist ein energiereicher Stoff, der im Übermaß aufgenommen zu Krankheiten führen kann und eine große Suchtgefahr darstellt. Die gesundheitlich positiven Effekte, die durch Alkoholika hervorgerufen werden, stehen weit hinter den Gefahren, sodass ein übermäßiger Alkoholkonsum generell nicht anzuraten ist.

Schwangere und stillende Frauen dürfen keinen Alkohol trinken. Zu Beginn der Schwangerschaft kann chronischer Alkoholismus sowie vermehrter Alkoholkonsum der Mutter zum sogenannten Fetalen Alkoholsyndrom (FAS), auch Alkoholembryopathie genannt, führen und den Fötus nachhaltig in seiner Entwicklung und dem späteren Verhalten schädigen.

Auch ein gelegentlicher Alkoholkonsum von unter 50 Gramm täglich, das entspricht einem halben Glas Wein, kann das Zentralnervensystem des Ungeborenen schädigen. Die Folgen machen sich oft erst während der ersten Schuljahre in Form von motorischen Störungen (Bewegungsstörungen) sowie in Verhaltens- und Lernstörungen bemerkbar. Auch kleinste Alkoholmengen sollten daher während der Schwangerschaft gemieden werden.

Die Folgen von Alkoholmissbrauch während der Schwangerschaft beim Baby:
- Verminderung der Körperlänge und des Kopfumfanges, Verminderung des knöchernen Schädels mit Verkleinerung des Umfanges und des Schädelinhaltes
- ungewöhnlich kleiner Oberkiefer
- ungewöhnlich kleine Augen
- Gliedmaßendefekte
- Missbildungen im Bereich der Nieren, Harnwege und herznaher Blutgefäße
- geistige Behinderung

Das Rauchen in der Schwangerschaft schädigt ebenso nicht nur die Gesundheit der Mutter, sondern vor allem die des Fötus. Deshalb sollte die Mutter, möglichst aber auch der Vater und das weitere Umfeld, in der Schwangerschaft auf das Rauchen verzichten.

Die Wirkung von Koffein durch Kaffee, Colagetränke und schwarzen Tee in der Schwangerschaft ist noch nicht eindeutig geklärt. Koffein kann in der Schwangerschaft schädigend auf den Fötus wirken. Dies wurde zwar nur im Tierversuch nachgewiesen und konnte beim Menschen noch nicht bestätigt werden, Schwangere sollten allerdings vor allem im ersten Drittel der Schwangerschaft den Kaffeekonsum einschränken, um die Gefahr einer Fehl- oder Frühgeburt zu verringern. Vorsichtshalber sollten nicht mehr als ein bis zwei Tassen Kaffee täglich getrunken werden. Ganz sicher gehen Sie mit koffeinfreiem oder Getreidekaffee.

Vegetarische Ernährung

Grundsätzlich können sich Frauen, die schwanger werden möchten, die schwanger sind und auch Frauen, die stillen, vegetarisch ernähren. Sie sollten jedoch sehr genau auf eine ausreichende Nährstoffzufuhr achten!

Der Vegetarismus lässt sich in vegane Kost (rein pflanzlich) und erweiterte vegetarische Kostformen einteilen. Hier gibt es Laktovegetarier (+ Milch), Ovovegetarier (+ Ei), Ovo-Lakto-Vegetarier (+ Ei und Milch), Piscovegetarier (+ Fisch, Ei, Milch) und Semivegetarier (+ Milch, Ei, Fisch und Huhn). Eine rein vegane Ernährung ist für Frauen mit Kinderwunsch, für Schwangere und Stillende nicht zu empfehlen. Diese rein pflanzliche Ernährungsweise deckt in keinem Fall den Bedarf an Nähr- und Wirkstoffen. Alle anderen vegetarischen Ernährungsformen weisen weniger Risiken auf.

!

Eine vegane Ernährung ist für Schwangere nicht zu empfehlen.

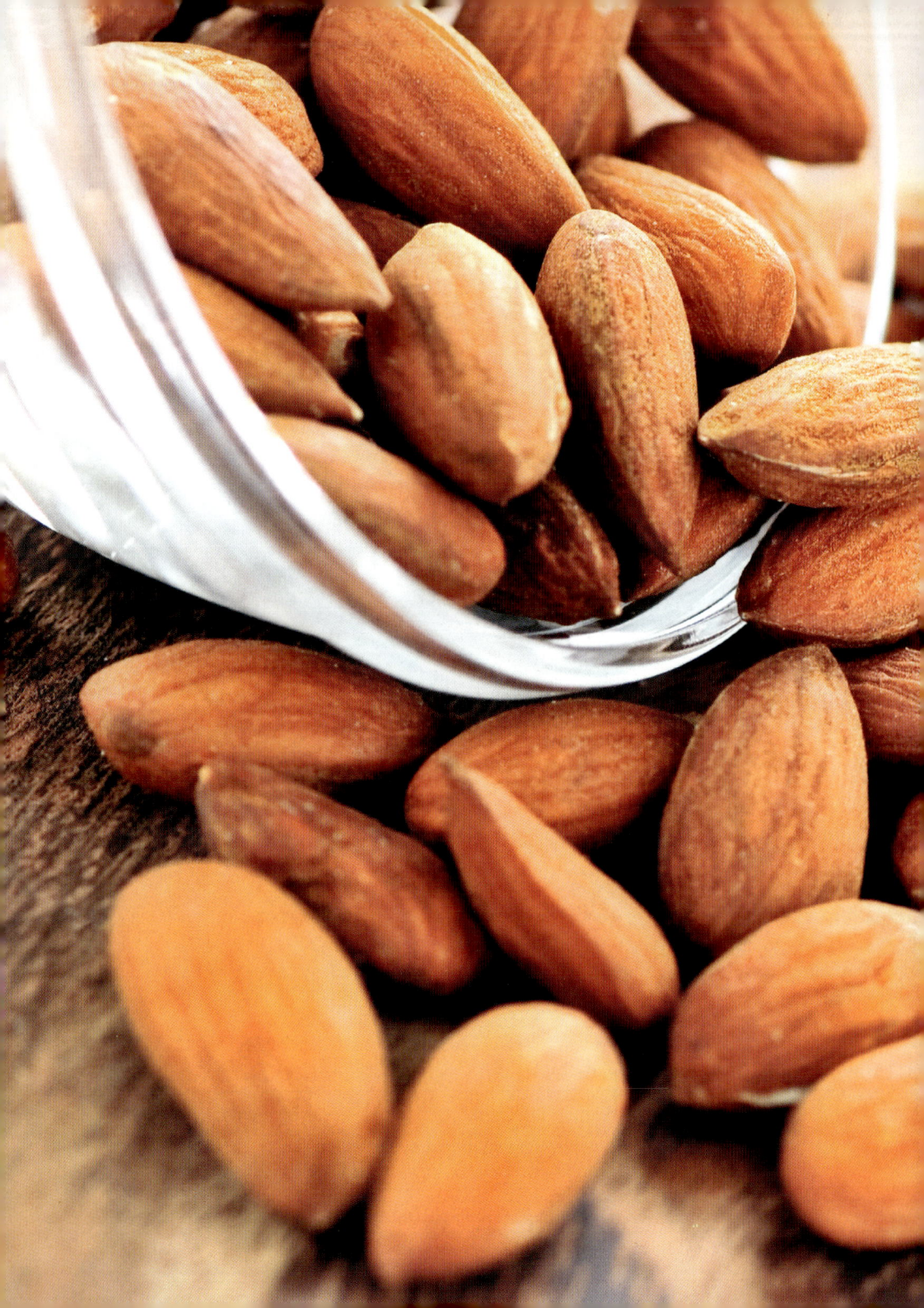

WAS TUN GEGEN ÜBELKEIT & CO.?

Beschwerden während der Schwangerschaft können bei Frauen ganz unterschiedlich sein. Manche Frauen fühlen sich in der gesamten Schwangerschaft wohl, andere sind körperlich sehr beeinträchtigt. Wir haben die häufigsten Beschwerden zusammengestellt und auch einige Ernährungstipps aufgeführt, die vorbeugend dagegen helfen können. Bitte beachten Sie immer: Wenn Sie das Gefühl haben, dass hinter Ihren Beschwerden eine andere Ursache oder Erkrankung steckt, sollten Sie unbedingt mit Ihrem Gynäkologen darüber sprechen.

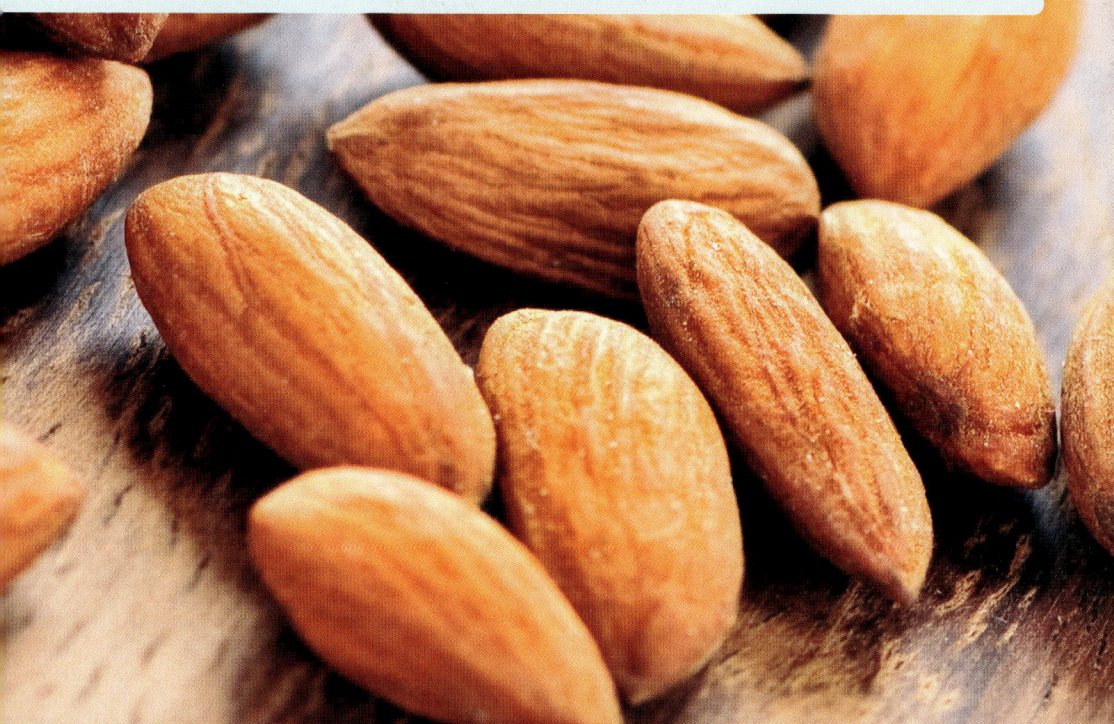

Übelkeit

In der Frühschwangerschaft leiden fast 80 Prozent der Frauen aufgrund hormoneller Umstellungen unter Übelkeit und Erbrechen. Häufig nur morgens, manchmal aber auch tagsüber. In der Regel verschwinden diese Beschwerden spätestens nach drei Monaten von selbst. Bis dahin hilft es, wenn Sie morgens noch im Bett eine Kleinigkeit essen, zum Beispiel einen Zwieback oder ein Knäckebrot, und ein wenig trinken. Geeignet sind ein Glas fettarme Milch oder eine Tasse Tee. Die besten Effekte gegen Übelkeit lassen sich offenbar mit frischer Ingwerwurzel erzielen, aber auch getrockneter Ingwer und Ingwertee haben sich als wirksam erwiesen. Selbst Ingwerkekse und -limonade helfen – vorausgesetzt, sie sind mit Ingwer zubereitet und enthalten nicht nur synthetisches Ingweraroma.

Ingwer bewirkt auch eine Erweiterung der Blutgefäße und damit eine Erwärmung und verbesserte Durchblutung, wodurch unter anderem der Magen beruhigt, Verspannungen und Verkrampfungen gelöst und Entzündungen gelindert werden können. Ingwer blockiert nicht zuletzt die Rezeptoren des Botenstoffes Serotonin im Magen, das ebenfalls Übelkeit auslöst.

Essen Sie mehrmals am Tag kleinere Mahlzeiten. So können Sie Blutzuckerschwankungen vermeiden, die die Übelkeit gelegentlich verstärken. Vielleicht hilft es auch, abends vor dem Schlafengehen noch eine Kleinigkeit zu essen, etwa einen Joghurt.

Sollten Sie sich übergeben müssen, achten Sie darauf, danach viel zu trinken, um den Flüssigkeits- und Mineralstoffverlust auszugleichen. Selten leiden Schwangere unter schwerem Erbrechen mit Gewichtsabnahme. In diesen Fällen ist unbedingt eine ärztliche Behandlung erforderlich.

!

Als sanftes, aber bewährtes Mittel gegen Schwangerschaftsübelkeit hat sich frischer Ingwer erwiesen. Er wirkt auf vielen Wegen dem morgendlichen Brechreiz entgegen.

Das können Sie gegen Schwangerschaftsübelkeit tun:

- Essen Sie eine halbe Stunde vor dem Aufstehen eine Kleinigkeit, z. B. einen Zwieback.
- Ernähren Sie sich gesund.
- Teilen Sie Ihre Malzeiten in häufigere und dafür kleinere Portionen ein.
- Vermeiden Sie Lebensmittel, die bei Ihnen Übelkeit auslösen.
- Trinken Sie Ingwertee, essen Sie Ingwerkekse oder nehmen Sie Ingwerkapseln ein.
- Bei Erbrechen müssen verlorengegangene Mineralien und Flüssigkeit wieder ersetzt werden. Gut geeignet sind Mineralwasser, Fruchtsaftschorle, Kräutertee oder schwarzer Tee mit wenig Zucker.

Tees aus Ingwer oder Kräutern helfen gegen die Übelkeit.

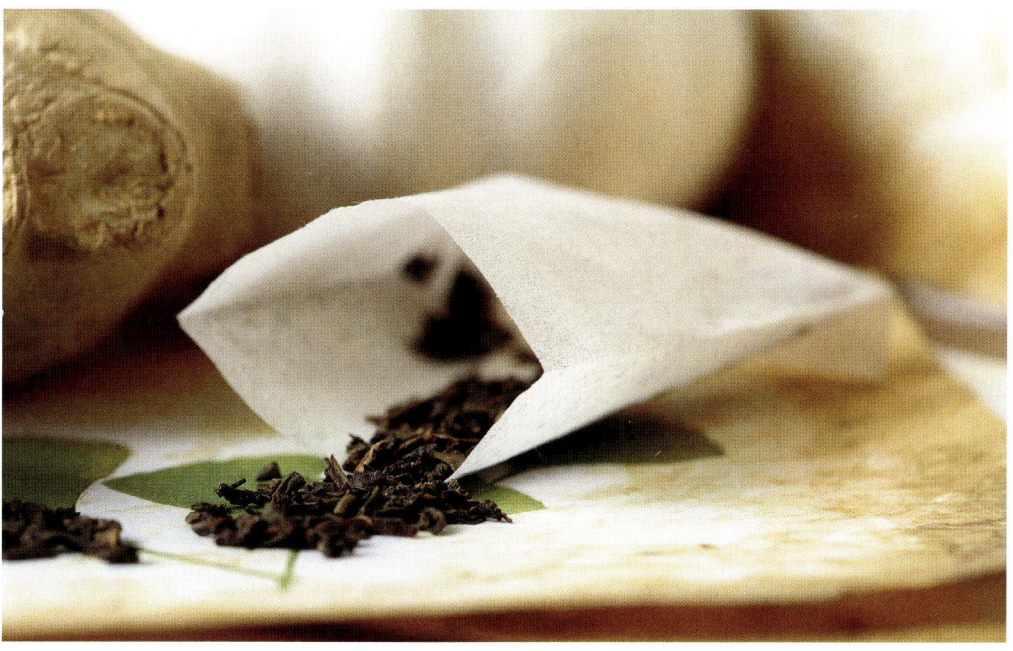

Verstopfung

Mehr als ein Drittel der schwangeren Frauen kennt das Problem: Die Verdauung gerät ins Stocken. Das liegt daran, dass nun das Schwangerschaftshormon Progesteron die Darmbewegungen etwas dämpft.

Schwangerschaftsverstopfung entsteht vor allem durch Bewegungsmangel, den vergrößerten Uterus, andere anatomische Veränderungen im Unterbauch sowie hormonelle Einflüsse und Änderung der Ernährungsgewohnheiten, insbesondere eine Veränderung des Wasser- und Mineralstoffhaushalts.

Außerdem führt Eisenmangel in der Schwangerschaft in vielen Fällen zur Verordnung eines Eisenpräparates. Dieses kann zur Verstopfung führen oder eine Verstopfung fördern.

Die Einnahme von Abführmitteln (Laxantien) in der Schwangerschaft wird in der Regel nicht empfohlen. Wenn, sollten Sie klassische Abführmittel nur in Absprache mit Ihrem Arzt einnehmen, da einige nicht nur den Darm anregen, sondern auch unerwünschte Gebärmutterbewegungen verursachen können.

Erlaubt und wirksam sind dagegen Trockenpflaumen, Leinsamen (ungeschrotet mit reichlich Flüssigkeit), Milchzucker (auch für Diabetikerinnen) und Probiotika. Gerade der tägliche Konsum von Probiotika erscheint nicht nur in der Schwangerschaft sinnvoll, denn sie erhöhen die Abwehrkräfte, beugen einer Reihe von schweren Krankheiten vor und optimieren die Darmfunktion, ohne abführend zu wirken. Ideal ist es, zweimal täglich probiotische Lebensmittel wie Brottrunk (jeweils ein Glas), Kefir, frisches Sauerkraut oder fett- und zuckerarme Spezialprodukte zu sich zu nehmen.

!

Abführmittel können Bewegungen der Gebärmutter verursachen.

Das können Sie gegen Verstopfung tun:

- Essen Sie ballaststoffreiche Lebensmittel wie Vollkornbrot, Haferflocken, Müslis (möglichst ungezuckert), Naturreis oder Vollkornnudeln ebenso wie Gemüse, Salat, Obst und Hülsenfrüchte.
- Trinken Sie regelmäßig und ausreichend. 1,5 bis zwei Liter am Tag können eine Verstopfung oft verhindern. Es darf ruhig auch mehr sein.
- Bewegen Sie sich viel und regelmäßig. Das regt den Darm an.
- Leiden Sie bereits unter Verstopfung, bieten sich zusätzlich zur ballaststoffreichen Ernährung Milchzucker oder Flohsamenschalen als sanfte Verdauungshilfen an.
- Probieren Sie auch milchsäurehaltige Lebensmittel wie Brottrunk, Buttermilch oder Joghurt. Frische oder getrocknete Pflaumen, in Wasser eingeweicht, helfen ebenfalls.
- Morgens auf nüchternen Magen ein Glas (warmes) Wasser sowie kohlensäurehaltige Getränke unterstützen die Darmtätigkeit.

!

Ballaststoffreiche Ernährung, viel Flüssigkeit und Bewegung beugen der Verstopfung vor.

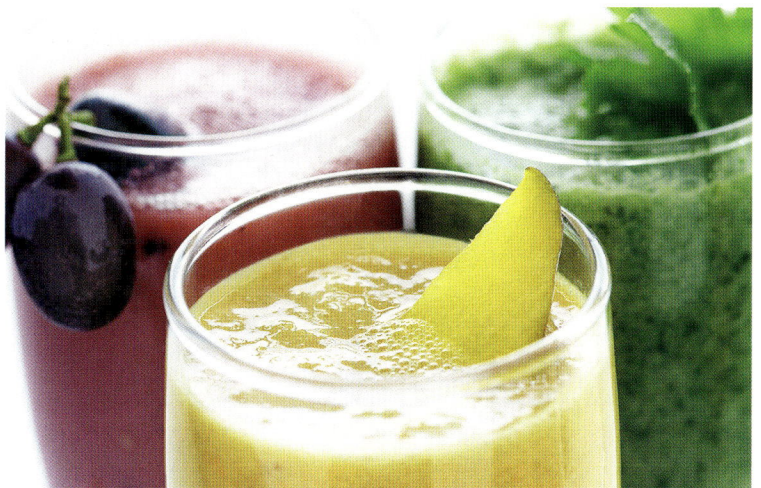

Frisch gepresste Säfte sind lecker und gesund.

Nächtliche Waden-
krämpfe sind nicht
nur schmerzhaft,
sie stören auch den
Schlaf.

Krämpfe

Durch den vermehrten Bedarf an Kalzium und Magnesium in der Schwangerschaft kann es bei Frauen, die unter einer Unterversorgung der beiden Stoffe leiden, zu Krampfanfällen, insbesondere in den Waden und Füßen kommen.

Das können Sie gegen Krämpfe tun:
- Vorbeugend wirkt eine magnesium- und kalziumreiche Ernährung beispielsweise mit Nüssen, Bananen oder grünem Gemüse wie Brokkoli oder Spinat.
- Hilfreich sind kräftige Massagen, Herumlaufen, Hochlagern der Beine und Wechselduschen.

Schwangerschaftsdiabetes

Der Schwangerschafts- oder Gestationsdiabetes zählt zu den häufigsten schwangerschaftsbegleitenden Erkrankungen und zeigt sich vor allem bei übergewichtigen Schwangeren. Die Zahl der Gestationsdiabetikerinnen nimmt kontinuierlich zu. Schon jetzt leidet jede 25. Schwangere darunter. Der Gestationsdiabetes ist eine Sonderform des Diabetes mellitus (Zuckerkrankheit), die während des Verlaufs der Schwangerschaft entsteht und unmittelbar nach der Geburt meist wieder verschwindet. Wie alle Formen des Diabetes, ist auch der Gestationsdiabetes durch erhöhte Blutzuckerwerte gekennzeichnet. Neben Übergewicht sind ein Alter über 35 Jahren und eine erbliche Vorbelastung – Diabetiker in der Familie – Risikofaktoren für einen Schwangerschaftsdiabetes.

Schwangerschaftsdiabetes ist übrigens für schwangere Frauen kein Grund, sofort in Panik zu verfallen, häufig reicht bereits eine

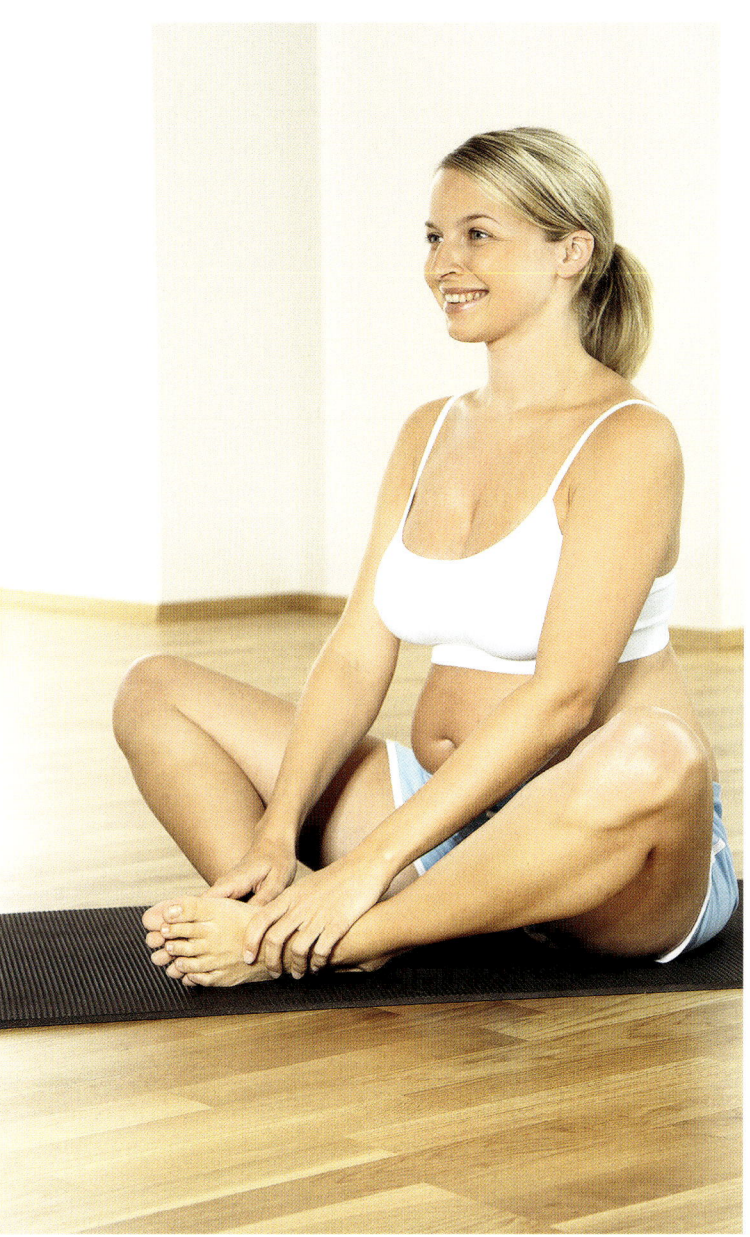

Sanfte Sportarten wie Yoga können Sie fast bis zum Schluss der Schwangerschaft ausüben.

Umstellung der Ernährung aus, um das Problem in den Griff zu bekommen.

Behandelt werden muss er aber in jedem Fall. Denn Gestationsdiabetes ist ein Risiko für die werdende Mutter und das ungeborene Kind. Es kann dadurch zu einer Gewichts- und Größenzunahme des Ungeborenen kommen, das Risiko einer Früh- und Fehlgeburt ist erhöht, und es gibt oft Geburtsschwierigkeiten und Unterzuckerungen beim Kind nach der Geburt. Es ist notwendig, dass Gestationsdiabetikerinnen optimal eingestellt sind, und die Blutzuckerwerte zwischen 80 und 110 Milligramm pro Deziliter (mg/dl) liegen. In jedem Falle sollten Unterzuckerungen und Blutzuckerwerte über 140 mg/dl weitgehend vermieden werden.

Um einen Gestationsdiabetes festzustellen, führt der Gynäkologe einen sogenannten oralen Glukosetoleranztest (oGTT) durch. Kommt es zur Diagnosestellung Schwangerschaftsdiabetes, muss eine Diabetesdiät mit vielen kleineren Mahlzeiten, reichlich Ballaststoffen, aber wenig Zucker und Weißmehlprodukten durchgeführt werden. Führt das nicht zur Blutzuckeroptimierung, verordnet der Arzt eine Insulintherapie.

> **!**
>
> Ein Schwangerschaftsdiabetes kann durch einen oralen Glukosetoleranztest sicher festgestellt werden. Dann ist eine Diabetesdiät empfohlen.

> **So können Sie Schwangerschaftsdiabetes vermeiden:**
> - Schränken Sie Ihren Zuckerkonsum ein.
> - Bevorzugen Sie Kohlenhydrate, die sich langsam abbauen und einen gleichmäßigen Insulinspiegel begünstigen, beispielsweise Vollkornprodukte und ballaststoffreiches Essen.
> - Achten Sie auf eine ausreichende Eiweißzufuhr.
> - Zusätzlich ist körperliche Betätigung sinnvoll. Gehen Sie schwimmen, fahren Sie Rad oder gehen Sie spazieren.

Listerien

Die Listeriose wird durch das Bakterium Listeria monocytogenes ausgelöst. Dieser Mikroorganismus ist weitverbreitet und in der Umwelt allgegenwärtig. In folgenden Nahrungsmitteln können Listerien vorkommen:

- Rohmilch
- aus Rohmilch hergestellte Weichkäsesorten
- Salate
- nur kurz gekochte oder gedünstete Gemüse
- rohes Fleisch
- Räucherlachs
- roher Fisch

!

Listerien tauchen vor allem in rohen Lebensmitteln auf.

Bei Schwangeren liegt das Risiko einer Erkrankung 20-mal höher als bei gesunden Menschen. Die Infektion äußert sich durch grippeähnliche Symptome wie Fieber, Muskelschmerzen, Erbrechen und Durchfall. Die Listeriose wird bei Auftreten der Symptome durch eine Blutuntersuchung festgestellt.

So können Sie eine Listeriose vermeiden:
- Meiden Sie Rohmilch, rohes Fleisch und rohen Fisch und nur kurz gegartes Gemüse.
- Kochen Sie Lebensmittel richtig durch.
- Waschen Sie Ihre Hände häufig.
- Waschen Sie Obst und rohes Gemüse vor dem Verzehr gründlich mit heißem Wasser.
- Vermeiden Sie den Kontakt zwischen rohen und gekochten Lebensmitteln.
- Verbrauchen Sie vorgekochte bzw. halbfertige Lebensmittel so schnell wie möglich.
- Reinigen Sie regelmäßig Ihren Kühlschrank.

!

Listerien können
zur Früh- oder
Totgeburt führen.

Listerien können bereits in der Frühschwangerschaft auf den Embryo übertragen werden. Eine Früh- oder Totgeburt kann die Folge sein. Häufiger ist die Infektion aber im letzten Schwangerschaftsdrittel. Die Neugeborenen zeigen Symptome einer Blutvergiftung mit Milz- und Leberschwellung. Weitere Zeichen sind Atemnot bis hin zum Atemstillstand sowie Erbrechen und Krämpfe. Eine eitrige Hirnhautentzündung ist eine der schwersten Komplikationen. Häufige Spätschäden sind geistige Entwicklungsstörungen. Behandelt wird die Erkrankung mit Antibiotika.

Sodbrennen

Schwangere leiden besonders häufig unter Sodbrennen (Reflux Oesophagitis). Oft sind hormonelle Veränderungen während der Schwangerschaft für die Beschwerden verantwortlich. Die Muskulatur des Magen-Darm-Trakts wird durch die neue Hormonsituation generell entspannt und ruhig gestellt. Deshalb haben werdende Mütter öfter als sonst Verdauungsbeschwerden, wie Verstopfung. Aber auch am anderen Ende des Verdauungssystems führt dies zu Problemen. Der Ringmuskel, der normalerweise den Übergang von Speiseröhre zum Magen fest verschließt, erschlafft. Dadurch kann Magensäure in die Speiseröhre gelangen und dort die empfindliche Schleimhaut reizen. Verstärkt wird dieser Vorgang durch den Druck, den die Gebärmutter und das wachsende Kind von unten auf den Magen ausüben. Dies passiert vor allem während der Nacht, weil im Liegen noch mehr Magensäure nach oben steigen kann.

Die ohnehin verlangsamte Magentätigkeit wird durch schwer verdauliche und üppige Mahlzeiten noch verstärkt.

Sodbrennen ist unangenehm, aber Sie sollten deshalb nicht gleich zu Medikamenten greifen. Säurebindende Medikamente oder solche, die die Magensäureproduktion teilweise oder ganz unterbinden, sind in der Schwangerschaft nicht geeignet. Besser ist es immer, auf natürliche Weise zu versuchen, das Problem zu lindern.

Reichen allgemeinen Maßnahmen zur Beschwerdelinderung nicht aus, können Sie nach genauer Rücksprache mit Ihrem Arzt Antazida (Mittel zur Neutralisierung der Magensäure) einnehmen.

> **!**
>
> Sodbrennen ist unangenehm. Während der Schwangerschaft sollten Sie jedoch soweit möglich auf Medikamente verzichten.

So können Sie Sodbrennen vermeiden:

- Meiden Sie saures sowie fettiges und scharfes Essen.
- Essen Sie mehrere kleine Mahlzeiten über den Tag verteilt.
- Nehmen Sie drei bis vier Stunden vor dem Zubettgehen die letzte Mahlzeit zu sich.
- Essen Sie langsam, und kauen Sie gründlich.
- Essen Sie geschälte Mandeln oder kauen Sie trockenes Brot.
- Schlafen Sie mit erhöhtem Oberkörper.
- Wohltuend können zusätzlich Entspannungstechniken oder Yoga wirken.

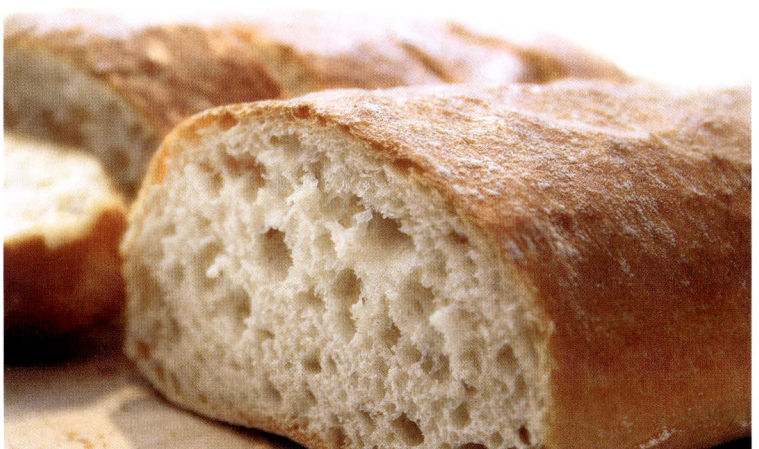

Trockenes Brot kann gegen Sodbrennen helfen.

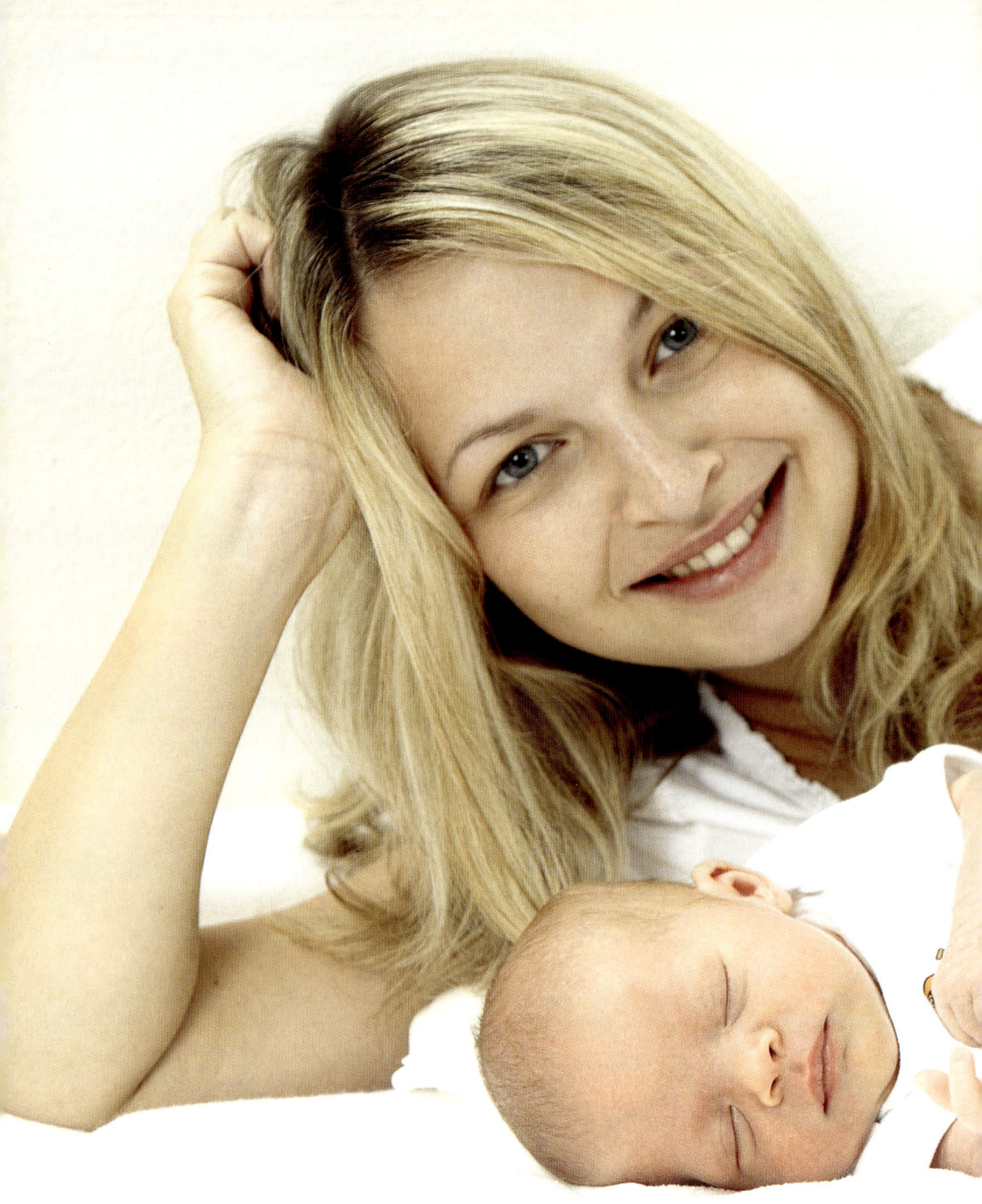

GESUNDE ERNÄHRUNG IN DER STILLZEIT

Ebenso wie in der Schwangerschaft muss die Ernährung der Mutter in der Stillzeit so abgestimmt werden, dass dem Säugling alle notwendigen Makro- und Mikronährstoffe zur Verfügung stehen. Die Nährstoffzufuhr muss dem erhöhten Bedarf der Mutter angepasst werden. In der Stillzeit gelten weiterhin dieselben Regeln wie für die Ernährung in der Schwangerschaft.

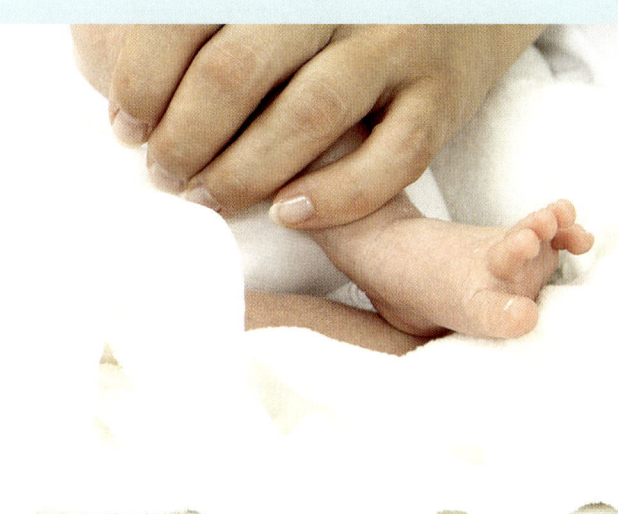

Hochwertige Muttermilch für gesunde Babys

Eine gesunde und ausgewogene Ernährung, reich an Vitaminen und Mineralstoffen, ist in der Stillzeit sehr wichtig. Die Qualität der Muttermilch hängt auch von der Ernährungsweise ab. Ein gesunder Säugling verdoppelt innerhalb der ersten vier bis sechs Monate sein Gewicht. Wenn er das mit der Kraft der Muttermilch tut, muss diese viel Energie, Eiweiß, Vitamine und Mineralstoffe liefern, um das Wachstum zu unterstützen.

Die stillende Mutter selbst muss sich in der Stillzeit von der Belastung der Schwangerschaft erholen und ihre Nährstoffreserven wieder auffüllen.

Der Bedarf an einigen essenziellen Nährstoffen ist in der Stillzeit um das Doppelte erhöht. Deswegen sollten Lebensmittel mit hoher Nährstoffdichte bevorzugt werden und bei Bedarf auch Vitamin- und Mineralstoffpräparate eingenommen werden. Wichtig ist die Zufuhr von hochwertigem und fettarmem Eiweiß, z. B. in Geflügel, magerem Fleisch und Fisch sowie in Milchprodukten.

!

Während der Stillzeit müssen die Nährstoffreserven wieder aufgefüllt werden.

Die richtige Ernährung der stillenden Mutter bewirkt auch ein gesundes Wachstum des Babys.

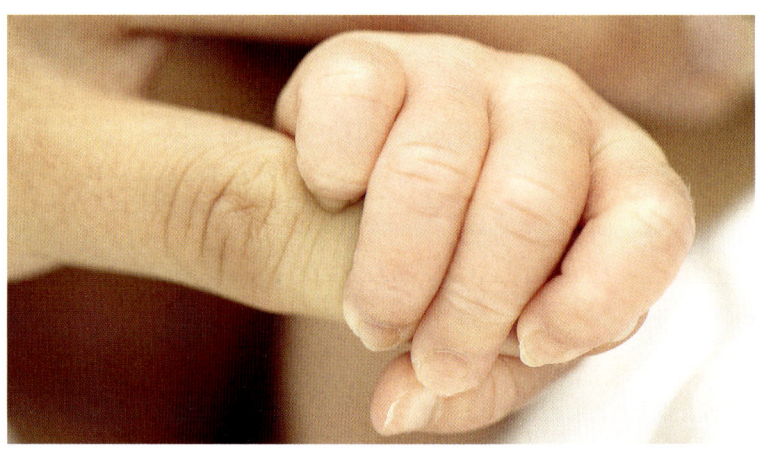

Energiebedarf

Für die ersten vier Monate wird für stillende Mütter eine zusätzliche Energieaufnahme von täglich ungefähr 600 kcal empfohlen. Wird nach dem vierten Monat weiterhin gestillt, sinkt der zusätzliche Energiebedarf auf 525 kcal pro Tag, wird nur noch teilweise gestillt, sind lediglich zusätzlich 285 kcal täglich erforderlich.

Eiweißbedarf

Für die Synthese von 1 Gramm Milchprotein sind 2 Gramm verfügbares Nahrungseiweiß notwendig. Aus diesem Grund ist eine ausreichende Eiweißversorgung mit 63 Gramm täglich wünschenswert. Das entspricht einer täglichen Zulage von 15 Gramm Eiweiß gegenüber der Schwangerschaft. Allerdings steigert eine erhöhte Eiweißzufuhr über die Nahrung nicht den Eiweißgehalt der Muttermilch.

! Für die Stillzeit gelten im Allgemeinen dieselben Ernährungsempfehlungen wie für die Schwangerschaft. Mutter und Kind müssen optimal mit Nährstoffen versorgt werden.

Fettbedarf

Der Richtwert für die Fettaufnahme während der Stillzeit beträgt 30 bis 40 Prozent der Gesamtenergiezufuhr und liegt damit maximal 5 Prozent über dem entsprechenden Wert für nicht schwangere Frauen. Insbesondere der Bedarf an Omega-3-Fettsäuren ist in der Stillzeit erhöht. Zusätzlich sollten 0,25 Gramm Fett während des Stillens aufgenommen werden. Nur durch die Zufuhr mehrfach ungesättigter Fettsäuren, insbesondere Docosahexaensäure, ist während der Stillzeit der Bedarf zu decken.

Mineralstoff- und Vitaminbedarf

Der Bedarf an Mineralstoffen und Vitaminen liegt in der Stillzeit teilweise noch etwas höher als während der Schwangerschaft. Während der Vollstillzeit sowie dem anschließenden, schrittweisen Abstillen muss die Frau dem Säugling 50 Gramm Kalzium zusätzlich zur Verfügung stellen. Sowohl während der Schwangerschaft als auch in der Stillzeit gibt es mit 1000 Milligramm/Tag jedoch keine erhöhten Empfehlungen für die Kalziumzufuhr der Frau im Vergleich zu nicht stillenden oder nicht schwangeren Frauen. Grund hierfür ist die Tatsache, dass in der Stillzeit eine hormonelle Umstellung stattfindet, durch die das vermehrt benötigte Kalzium aus dem Knochen der Frau freigesetzt wird.

Zum Ausgleich der Eisenverluste während der Schwangerschaft und Geburt wird stillenden und nicht stillenden Frauen eine Eisenaufnahme von 20 mg täglich empfohlen. Um während der Stillzeit die mit der Milch ausgeschiedene Jodmenge zu ersetzen, wird der Jodbedarf auf 260 µg täglich erhöht.

!

Reichlich Obst und Gemüse deckt den Vitaminbedarf.

Eine abwechslungsreiche und ausgewogene Ernährungsweise mit reichlich Obst und Gemüse reicht aus, um den Vitaminbedarf zu decken. Der Einsatz von Nahrungsergänzungsmitteln ist nur in Ausnahmefällen erforderlich.

Genussmittel

Die Genussmittel Alkohol, Koffein und Nikotin sollten nicht nur während der Schwangerschaft, sondern auch während der Stillzeit unbedingt gemieden werden. Diese Stoffe gelangen über die Muttermilch in den kindlichen Organismus und beeinträchtigen seine gesunde Entwicklung erheblich. Wenn Sie jedoch unbedingt kleine Mengen Alkohol und Kaffee trinken wollen, achten Sie auf einen ausreichenden Zeitabstand bis zum nächsten Stilltermin.

10 Tipps für das tägliche Leben

1. Essen Sie etwa fünf kleinere Mahlzeiten über den Tag verteilt, so können Sie dem Heißhunger entgegenwirken.

2. Trinken Sie täglich mindestens 1,5 Liter Flüssigkeit. Besonders gut sind Trink- oder Mineralwasser, ungesüßter Kräuter- oder Früchtetee und Fruchtsaftschorle. Fruchtsaftgetränke, Fruchtnektare und Limonaden enthalten oft hohe Zuckerzusätze und sind daher nicht zu empfehlen.

3. Täglich viel frisches Obst und Gemüse essen. Garen Sie das Gemüse in wenig Wasser so lang wie nötig, um Bakterien und Keime abzutöten, aber so kurz wie möglich, damit die Vitamine geschont werden. Insbesondere Folsäure ist hitzeempfindlich. Ergänzen Sie daher Ihre Mahlzeiten auch mit Rohkostbeilagen. Empfehlenswert in der Schwangerschaft sind Gemüserohkost aller Art, Beeren im Sommer, Zitrusfrüchte und Kiwi im Winter, außerdem Blattsalate und Spinat.

! Frische Lebensmittel sollten täglich auf dem Speiseplan stehen.

4. Verwenden Sie am besten Obst und Gemüse aus Bioanbau. Hierbei sind die Schadstoffe erheblich verringert. Dennoch: rohes Obst und Gemüse vor dem Verzehr gründlich waschen und eventuell schälen.

5. Gehen Sie sparsam mit Fett um, aber verzichten Sie nicht ganz darauf. Fett ist immerhin unsere größte Energiequelle. Ach-

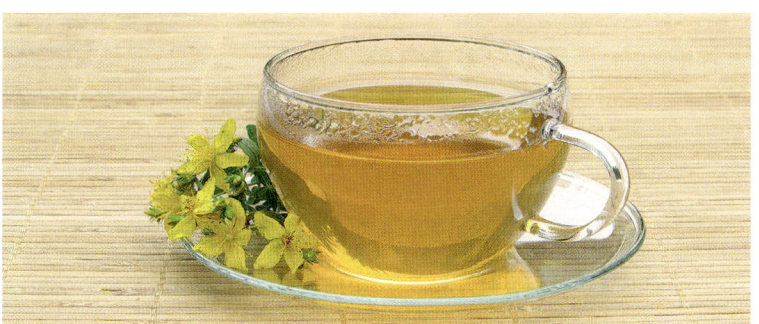

Ungesüßter Kräutertee ist während der Stillzeit eine gute Alternative.

ten Sie darauf, dass Sie das richtige Fett zu sich nehmen, vor allem Omega-3-Fettsäuren, die in pflanzlichen Ölen oder in Fettfisch stecken. Essen Sie wenig fett- und zuckerreiche Lebensmittel, denn diese bringen außer unerwünschten Kalorien kaum Nährstoffe. Sparen Sie an fetten Wurst- und Käsesorten, Mayonnaise, frittierten Speisen, Gebäck und Süßigkeiten. Verwenden Sie hochwertige Pflanzenöle, z. B. Raps- oder Walnussöl.

6. Ein- bis zweimal pro Woche sollte Seefisch auf den Tisch. Seelachs, Kabeljau, Schellfisch oder Scholle liefern das in der Schwangerschaft besonders wichtige Jod. Auch Hering und Makrele sind aufgrund ihres hohen Anteils an mehrfach ungesättigten Fettsäuren empfehlenswert.

7. Essen Sie häufig Vollkornbrot oder Müsli, denn neben vielen Vitaminen und Mineralstoffen stecken hier Ballaststoffe drin, die Ihren Darm in Schwung bringen. Sollten Sie sich bislang eher ballaststoffarm ernährt haben, beginnen Sie erst mit kleineren Mengen Vollkornprodukten und steigern die Portionen nach Verträglichkeit. Überdies versorgen Sie diese Produkte mit vielen Kohlenhydraten.

> **!**
>
> Vollkornprodukte bringen Ihren Darm in Schwung.

8. Dreimal pro Woche sollten mageres Schweine-, Geflügel- oder Rindfleisch oder magere Wurstwaren auf Ihrem Speiseplan stehen, denn Fleisch enthält hochwertiges Eiweiß, Eisen, Zink und Vitamin B_{12}. Als Brotbelag eignen sich besonders gut Putenbrust, Aspikaufschnitt, magerer Bratenaufschnitt oder gekochter Schinken ohne Fettrand.

9. Haben Sie bisher noch kein Jodsalz verwendet, sollten Sie darauf umsteigen. Eine ausreichende Jodversorgung ist für Sie und das Baby jetzt besonders wichtig.

10. Essen Sie täglich einen Joghurt, eine Scheibe Käse und trinken Sie ein Glas Milch. Milch und Milchprodukte sind der Hauptlieferant für den Knochenbaustein Kalzium. Außerdem enthalten sie viel Eiweiß, Vitamine, Magnesium, Zink und Jod.

Bereiten Sie Ihr Eis
mal selbst zu!

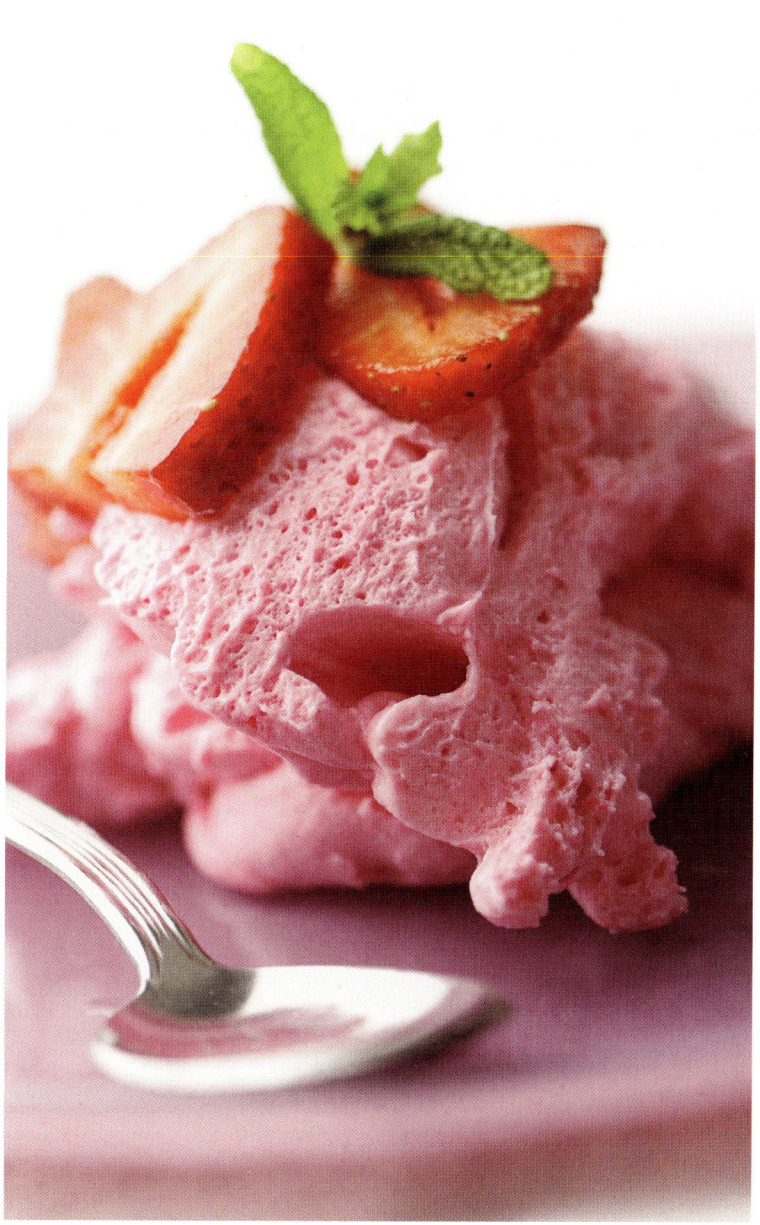

MUSTERPLAN

Für Schwangere ab dem vierten Monat

LEBENSMITTEL	MENGE (g oder ml)	ENERGIE (kcal)	EIWEISS (g)	FETT (g)	KOHLEN-HYDR. (g)	BALLAST-STOFFE (g)	KALZIUM (mg)	FOLSÄURE (µg)
Frühstück: Belegtes Brot								
1 Scheibe Vollkornbrot	100	188	6,5	1	37,6	8,7	21	36
Margarine, Linolsäure >50	10	71	0	8	0	0	1	0,2
Sauerkirschkonfitüre	25	69	0,1	0	16,8	0,1	1	0
Edamer	106,3	7	8,5	0	0	240	10,5	0
Kaffee mit Milch und Zucker	250	29	0,7	0,3	5,8	0	15	2,5
1 Glas Tomatensaft	200	29	1,6	0,3	4,2	0,2	28	32
Zwischenanalyse:		*493*	*16,4*	*18,1*	*64,4*	*9*	*306*	*81,2*
Prozent des Tagesbedarfs:		*23*	*16,8*	*24,9*	*24,5*	*18,5*	*25,5*	*8,9*
1. Zwischenmahlzeit: Obst								
natürliches Mineral-wasser, still	200	0	0	0	0	0	68	0
1 Glas Orangensaft	100	45	0,9	0,2	8,8	0,2	43	15
Kiwi, frisch	120	73	1,2	0,7	12,9	4,7	45,6	24
Zwischenanalyse:		*118*	*2,1*	*0,9*	*21,7*	*4,9*	*156,6*	*39*
Prozent des Tagesbedarfs:		*5*	*2,2*	*1,3*	*8,3*	*10,1*	*13*	*4,3*
Mittagessen: Kabeljau mit Pellkartoffeln und Gemüse								
Kabeljau	150	134	30,5	1,2	0	0	28,5	12
Pellkartoffeln	250	171	4,9	0,3	35,6	5,7	15	37,5
Brokkoli	300	70	9,5	0,6	5,6	8,9	336	144
Rapsöl	10	87	0	9,9	0	0	0,1	0
1 Banane	130	124	1,5	0,2	27,8	2,6	11,7	26
Mineralwasser	200	0	0	0	0	0	68	0
Zwischenanalyse:		*586*	*46,3*	*12,2*	*69*	*17,2*	*459,3*	*219,5*
Prozent des Tagesbedarfs:		*27*	*47,5*	*16,8*	*26,3*	*35,5*	*38,2*	*23,9*

LEBENSMITTEL	MENGE (g oder ml)	ENERGIE (kcal)	EIWEISS (g)	FETT (g)	KOHLEN-HYDR. (g)	BALLAST-STOFFE (g)	KALZIUM (mg)	FOLSÄURE (µg)
2. Zwischenmahlzeit: Kaffee und Kuchen								
1 Stück Quarkstrudel	100	224	9,5	8	27,9	1,2	70	11
Kaffee mit Milch und Zucker	250	29	0,7	0,2	5,8	0	15	2,5
Zwischenanalyse:		*253*	*10,2*	*8,2*	*33,7*	*1,2*	*85*	*13,5*
Prozent des Tagesbedarfs:		*12*	*10,5*	*11,3*	*12,8*	*2,5*	*7,1*	*1,5*
Abendessen: Brotmahlzeit mit schneller Tomatensuppe								
Tomaten	200	35	1,9	0,4	5,2	1,9	28	78
Kräutermischung	2	1	0,1	0	0,1	0,1	4	1,6
1 Zwiebel	30	8	0,4	0,1	1,5	0,5	9,3	5,1
Hefe	10	29	3,6	0,2	3,2	2,1	8	400
1 EL Walnussöl	10	88	0	9,9	0	0	0	0
1 Scheibe Vollkornbrot	100	188	6,5	1	37,6	8,7	21	36
Margarine, Linolsäure >50	10	71	0	8	0	0	1	0,2
Heringsfilet in Tomatensoße	30	55	4,5	3,9	0,5	0,1	15,9	1,8
Leberwurst	30	98	4,6	8,8	0,4	0	3,9	15,9
Tee	250	1	0,3	0	0	0	20	12,5
Zwischenanalyse:		*574*	*21,9*	*32,3*	*48,5*	*13,4*	*111,1*	*551,1*
Prozent des Tagesbedarfs:		*27*	*22,3*	*44,5*	*18,5*	*27,9*	*9,2*	*60,1*
Mineralwasser	200	0	0	0	0	0	68	0
1 Glas Apfelsaft	100	49	0,3	0,3	10,6	0	7	4
Zwischenanalyse:		*49*	*0,3*	*0,3*	*10,6*	*0*	*75*	*4*
Prozent des Tagesbedarfs:		*2*	*0,3*	*0,5*	*4,0*	*0,0*	*6,2*	*0,4*
Zwischendurch: Obst								
1 Apfel	130	67	0,4	0,5	14,9	2,6	9,1	9,1
Zwischenanalyse:		*67*	*0,4*	*0,5*	*14,9*	*2,6*	*9,1*	*9,1*
Prozent des Tagesbedarfs:		*3*	*0,5*	*0,7*	*5,7*	*5,4*	*0,8*	*1,0*
Summe:		**2091**	**97,6**	**72,5**	**262,8**	**48,3**	**1202,1**	**913,4**

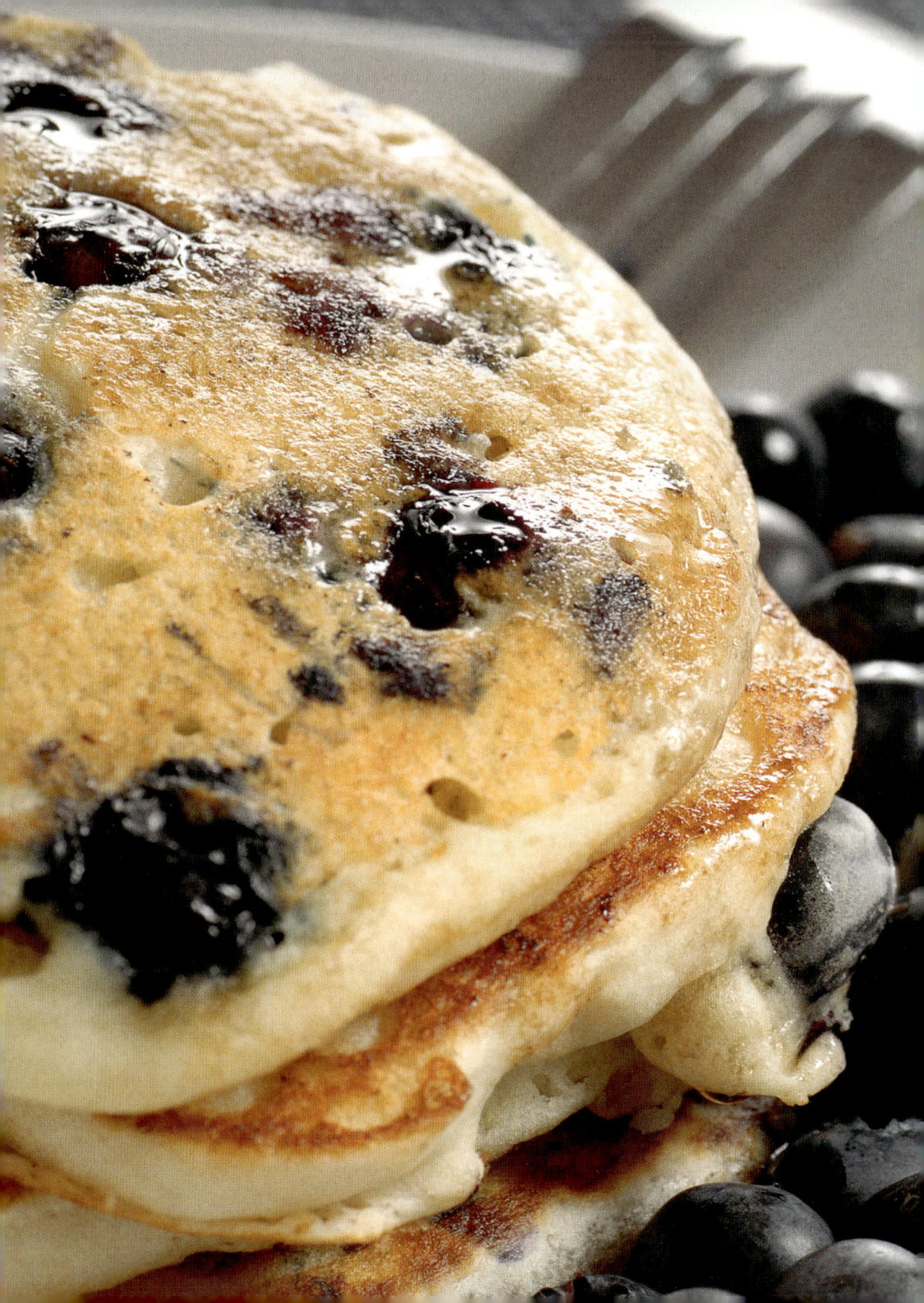

REZEPTE FÜR EINE GESUNDE ERNÄHRUNG

Die richtige Ernährung in der Schwangerschaft spielt eine wichtige Rolle für die gesunde Entwicklung des Babys. Zunächst ist es aber gar nicht nötig, für zwei zu essen. Zusätzliche Energie fürs Baby – also Kalorien aus Kohlenhydraten oder Fett – brauchen Schwangere erst ab dem vierten Monat. Von Beginn der Schwangerschaft an steigt jedoch Ihr Bedarf an Nährstoffen. Mit unseren leckeren Rezepten für jede Gelegenheit ernähren Sie sich genussvoll und ausgewogen und werden dem steigenden Nährstoffbedarf spielend gerecht!

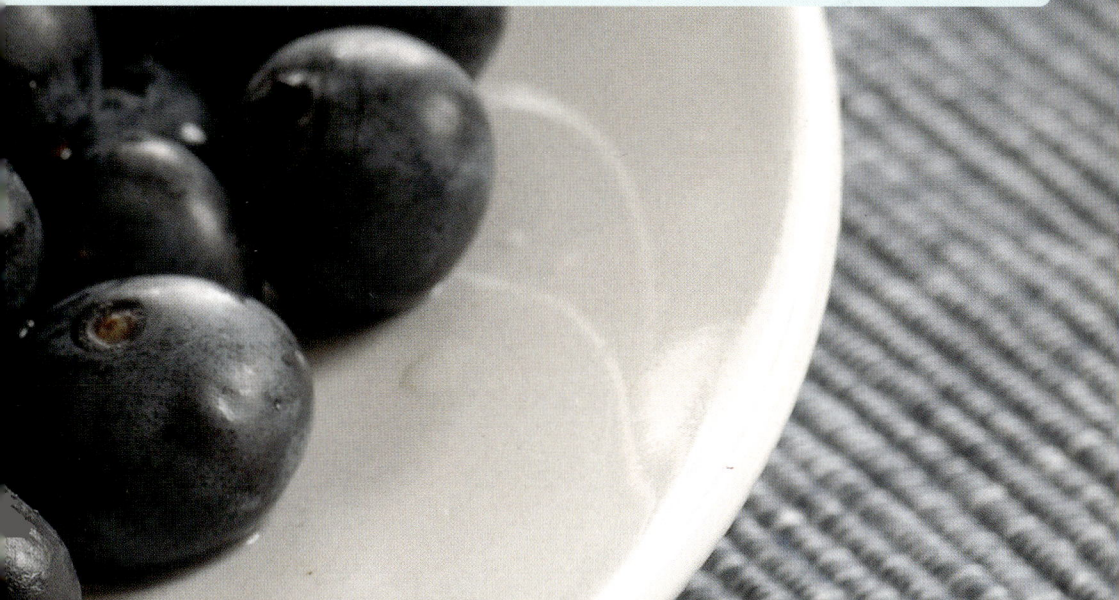

FRÜHSTÜCK

Birne-Walnuss-Müsli

kalziumreich

Zubereitungszeit: 15 Minuten
Garzeit: 3–5 Minuten

Eine Portion enthält:

297 kcal/1242 kJ	261 mg Kalzium
10 g Eiweiß	2 mg Eisen
10 g Fett	61 µg Folsäure
42 g Kohlenhydrate	14 µg Jod

Zutaten für 2 Portionen

2 EL Haferflocken

2 TL gehackte Walnüsse

2 TL Sesamsaat

2 TL Honig

2 Birnen

2 TL Zitronensaft

300 g Naturjoghurt, 1,5 % Fett

½ TL Zimt

Zubereitung

1 Eine beschichtete Pfanne ohne Fettzugabe erhitzen. Die Haferflocken, Walnüsse und Sesamsaat darin rösten, bis sie aromatisch zu duften beginnen.

2 Den Honig zugeben und kurz karamellisieren. Die Nussmasse aus der Pfanne nehmen und etwas abkühlen lassen.

3 Die Birnen waschen, halbieren, entkernen und in Würfel schneiden. Sofort mit Zitronensaft beträufeln.

4 Den Joghurt mit Zimt abschmecken und die Birnenwürfel unterheben. In einer Dessertschale mit dem Müsli vermischt servieren.

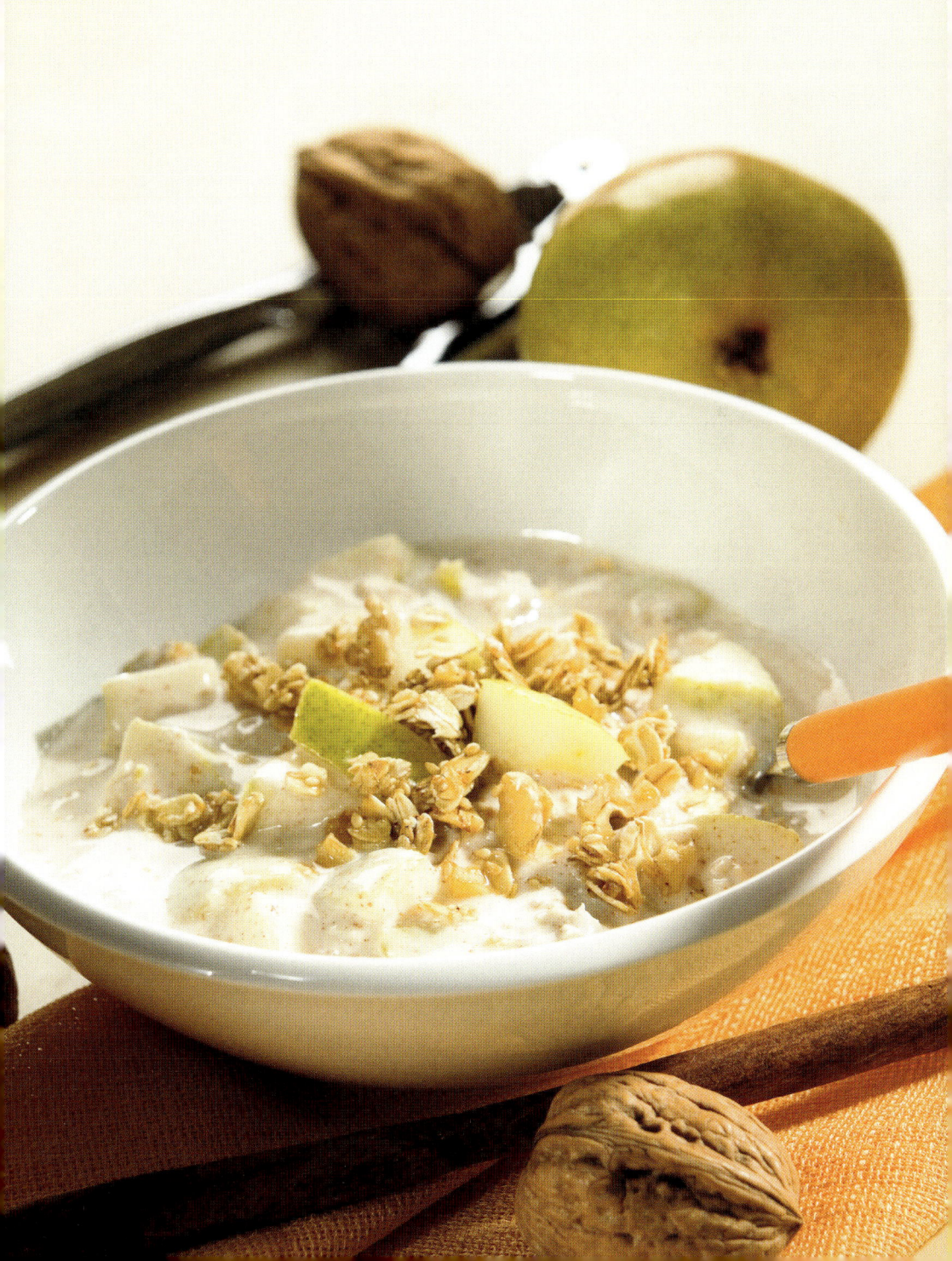

Powerfrühstück
gelingt leicht

Zubereitungszeit: 10 Minuten	
Eine Portion enthält:	
346 kcal/1446 kJ	87 mg Kalzium
10 g Eiweiß	3 mg Eisen
13 g Fett	57 µg Folsäure
47 g Kohlenhydrate	6 µg Jod

Zutaten für 2 Portionen
2 Vollkornbrötchen

2 TL Butter

2 EL Honig

60 g Frischkäse, Rahmstufe

2 EL Kresse

2 Kiwis

Zubereitung
1   Die Vollkornbrötchen aufschneiden, zwei Hälften mit Butter und Honig bestreichen, die anderen beiden Hälften mit Frischkäse.

2   Die Kresse waschen, trocknen und über dem Frischkäse verteilen.

3   Die Kiwis halbieren und zu den Brötchen servieren.

Obstfrühstück
geht schnell

Zubereitungszeit: 15 Minuten	
Eine Portion enthält:	
276 kcal/1116 kJ	124 mg Kalzium
14 g Eiweiß	2 mg Eisen
5 g Fett	41 µg Folsäure
40 g Kohlenhydrate	24 µg Jod

Zutaten für 2 Portionen
200 g Hüttenkäse

2 EL Ahornsirup

2 Äpfel

100 g Erdbeeren

2 TL Zitronensaft

2 Kiwis

Zubereitung
1   Den Hüttenkäse mit dem Ahornsirup verrühren und in die Mitte eines Tellers geben.

2   Die Äpfel und Erdbeeren waschen, die Äpfel halbieren, entkernen und in schmale Spalten schneiden. Sofort mit Zitronensaft beträufeln. Die Erdbeeren putzen und evtl. halbieren. Die Kiwis schälen und in schmale Spalten schneiden.

3   Das Obst um den Hüttenkäse herum anrichten und sofort servieren.

TIPPS UND TRICKS

Es eignen sich natürlich auch andere Obstsorten für dieses Frühstück. Variieren Sie einmal mit Joghurt, Quark oder Dickmilch, aromatisiert mit Zitronenschale, Vanillemark oder Zimt.

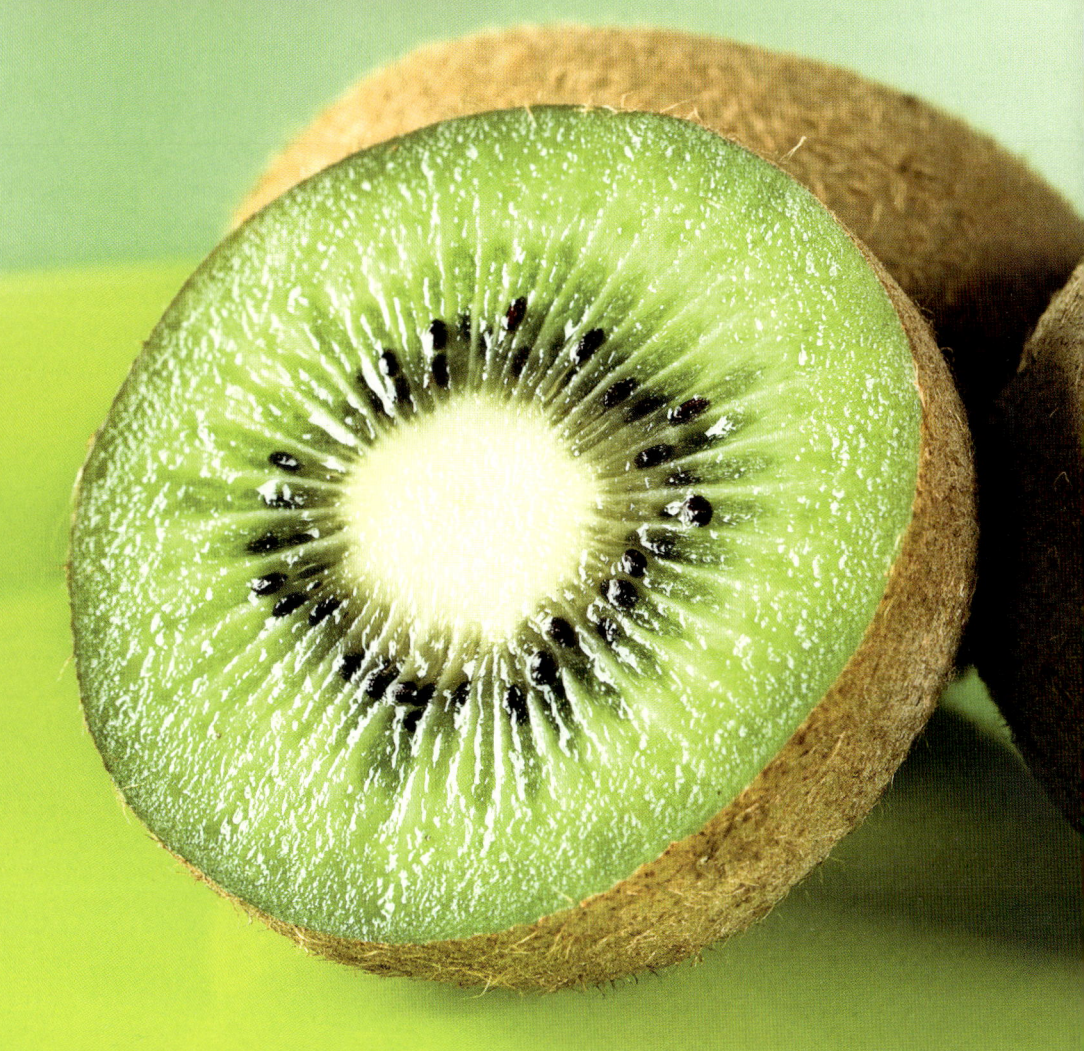

Schnittlauchbrötchen

preiswert

Zubereitungszeit: 25 Minuten
Ruhezeit: 20 Minuten
Garzeit: 25 Minuten

Ein Brötchen enthält:

103 kcal/431 kJ	24 mg Kalzium
4 g Eiweiß	0 mg Eisen
5 g Fett	35 µg Folsäure
12 g Kohlenhydrate	7 µg Jod

Zutaten für 4 Brötchen

4 EL Magerquark

2 EL Rapsöl

1 EL Vollmilch

1 kleines Ei

¾ TL Salz

1 Bund Schnittlauch

125 g Weizenmehl, Typ 550

¼ TL Backpulver

Mehl für die Arbeitsfläche

Zubereitung

1 Den Magerquark, das Öl, die Milch, das Ei und Salz in einer Schüssel gut miteinander verrühren.

2 Den Schnittlauch waschen, trocknen und in feine Röllchen schneiden. Mit Mehl und Backpulver in die Schüssel geben und mit dem Knethaken des Handrührgerätes zu einem glatten Teig kneten.

3 Den Teig zu einer Kugel formen und etwa 20 Minuten in Folie gewickelt im Kühlschrank ruhen lassen.

4 Den Teig auf einer bemehlten Fläche mit den Händen gut durchkneten und in vier gleich große Stücke teilen. Brötchen daraus formen, auf ein Blech legen und im heißen Ofen bei 200 °C (Ober- und Unterhitze, Umluft 180 °C) ca. 25 Minuten backen.

VARIATION
Um den Ballaststoffanteil zu erhöhen, verwenden Sie zur Hälfte Vollkornmehl (z. B. Dinkel). Beachten Sie jedoch, dass die Brötchen dadurch etwas fester werden.

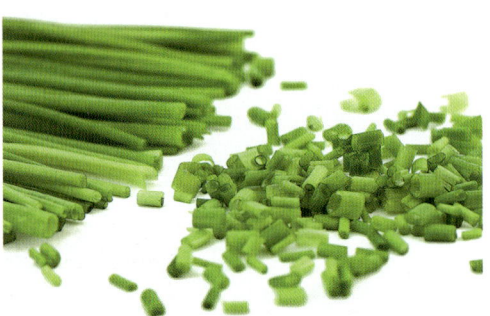

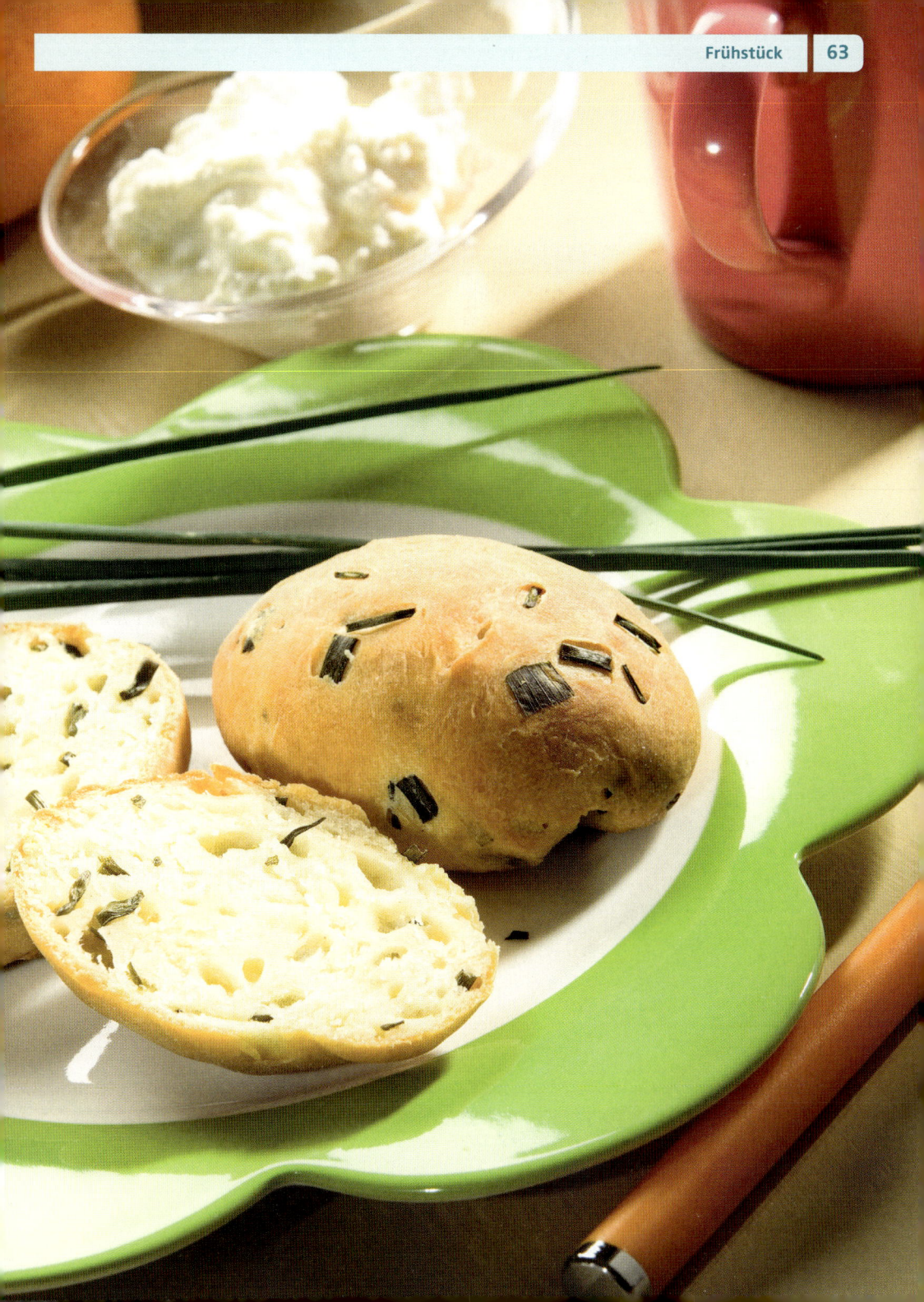

Brombeer-Pancake
gelingt leicht

Zubereitungszeit: 20 Minuten
Garzeit: ca. 25 Minuten

Eine Portion enthält:

576 kcal/2408 kJ	205 mg Kalzium
17 g Eiweiß	3 mg Eisen
34 g Fett	91 µg Folsäure
49 g Kohlenhydrate	13 µg Jod

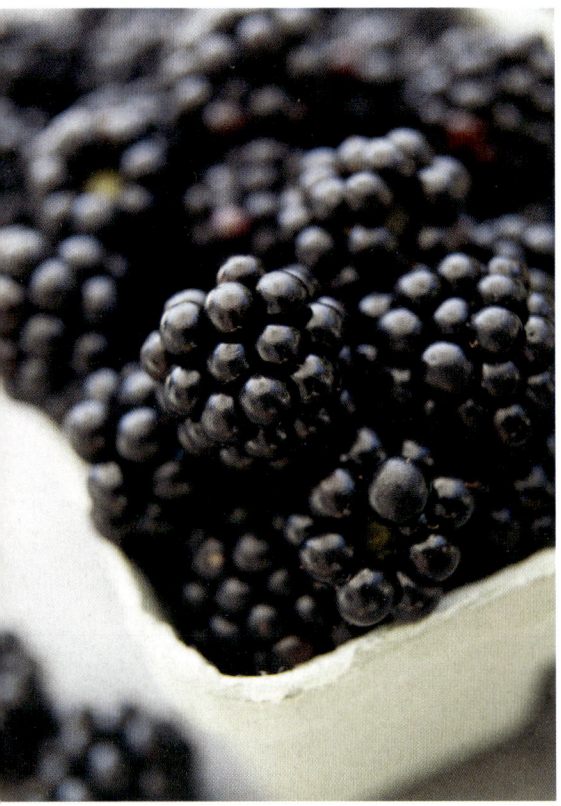

Zutaten für 2 Portionen
2 Eier

90 g Weizenmehl, Typ 550

1 Msp. Muskatnuss

40 ml Zitronensaft

200 ml Buttermilch

60 g Butter

200 g frische Brombeeren (oder andere Früchte)

2 TL brauner Zucker

Zubereitung
1 Den Backofen auf 200 °C (Ober- und Unterhitze, Umluft 180 °C) vorheizen.

2 Die Eier verquirlen, Mehl und Muskat untermischen. Nach und nach den Zitronensaft und die Buttermilch dazugeben.

3 Die Butter in einer ofenfesten beschichteten Pfanne zerlassen – Ränder einfetten nicht vergessen! Den Teig in die Pfanne geben, in den Backofen schieben und ca. 25 Minuten backen.

4 Die Brombeeren waschen, putzen und vorsichtig trocknen. Vor dem Servieren den Pancake mit braunem Zucker bestreuen und mit Beeren verzieren.

Kräuterrührei

geht schnell

Zubereitungszeit: 5 Minuten
Garzeit: ca. 5 Minuten

Eine Portion enthält:

254 kcal/1062 kJ	132 mg Kalzium
17 g Eiweiß	3 mg Eisen
20 g Fett	194 µg Folsäure
3 g Kohlenhydrate	45 µg Jod

Zutaten für 2 Portionen

4 Eier

4 EL Vollmilch

1 EL Kresse

2 EL Schnittlauchröllchen

Salz

Pfeffer

2 TL Rapsöl

Zubereitung

1 Die Eier und Milch mit einem Schneebesen verquirlen. Die Eiermilch mit Kräutern, Salz und Pfeffer würzen.

2 Das Öl in einer beschichteten Pfanne erhitzen, die Eimasse in die Pfanne geben und kurz stocken lassen. Mit einem Pfannenwender (Plastik oder Holz) verrühren, sobald das Ei vollständig gestockt ist. Sofort servieren.

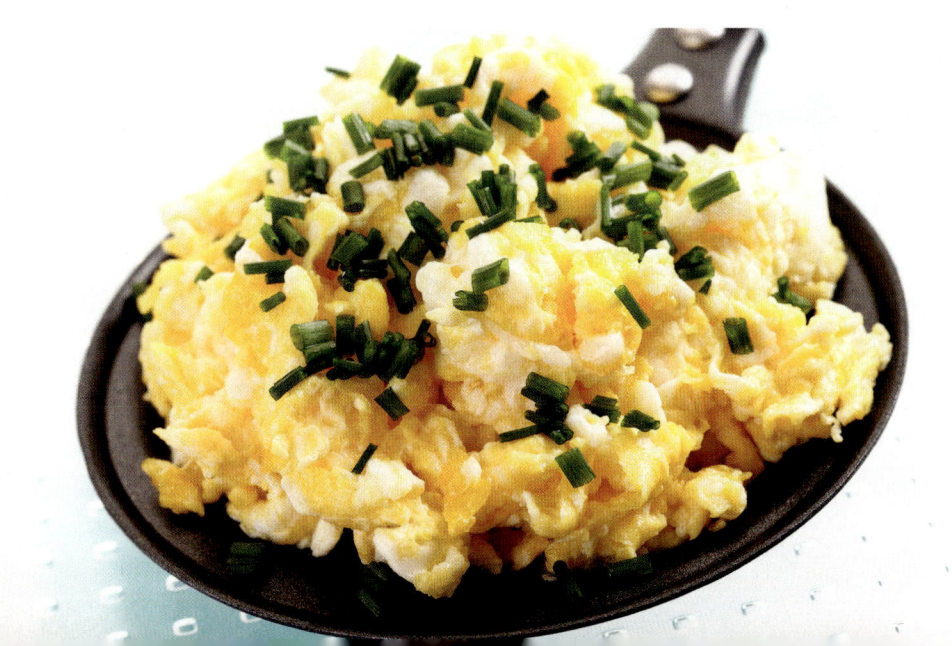

MITTAGESSEN

Lamm-Rosmarin-Spieß
gelingt leicht

Zubereitungszeit: 15 Minuten
Garzeit: 10 Minuten

Eine Portion enthält:

253 kcal/1058 kJ	24 mg Kalzium
27 g Eiweiß	2 mg Eisen
16 g Fett	123 µg Folsäure
0 g Kohlenhydrate	22 µg Jod

Zutaten für 2 Portionen

4 Lammfilets (à ca. 80 g)

4 Rosmarinzweige

2 dicke Knoblauchzehen

Pfeffer

1 EL Rapsöl

Salz

Zubereitung

1   Die Lammfilets waschen, trocken tupfen und je in vier Stücke schneiden. Die Rosmarinzweige waschen und trocknen, die unteren Enden der Zweige mit einem Küchenmesser gut anspitzen.

2   Die Knoblauchzehen schälen und in Scheiben schneiden.

3   Die Fleischstücke abwechselnd mit Knoblauchscheiben auf die Rosmarinzweige stecken und mit Pfeffer würzen.

4   Das Öl in einer Pfanne erhitzen und die Spieße auf jeder Seite ca. 2–4 Minuten braten. (Achten Sie darauf, dass die Fleischstücke durchgebraten sind.) Nach dem Braten salzen und sofort servieren.

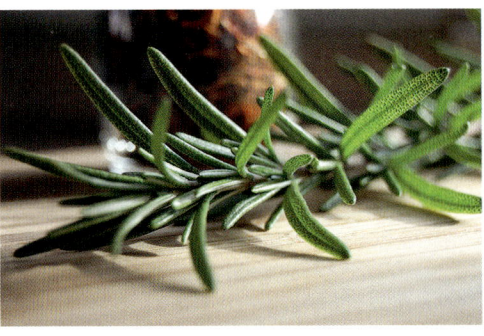

TIPPS UND TRICKS

Den Garzustand von Fleisch können Sie ganz leicht mit der Fingerspitze überprüfen. Je mehr das Fleisch durchgegart ist, desto weniger gibt es nach. Gibt das Fleisch noch stark nach, legen Sie die Spieße noch einmal in die Pfanne und überprüfen den Garzustand nach ca. 2 Minuten erneut.

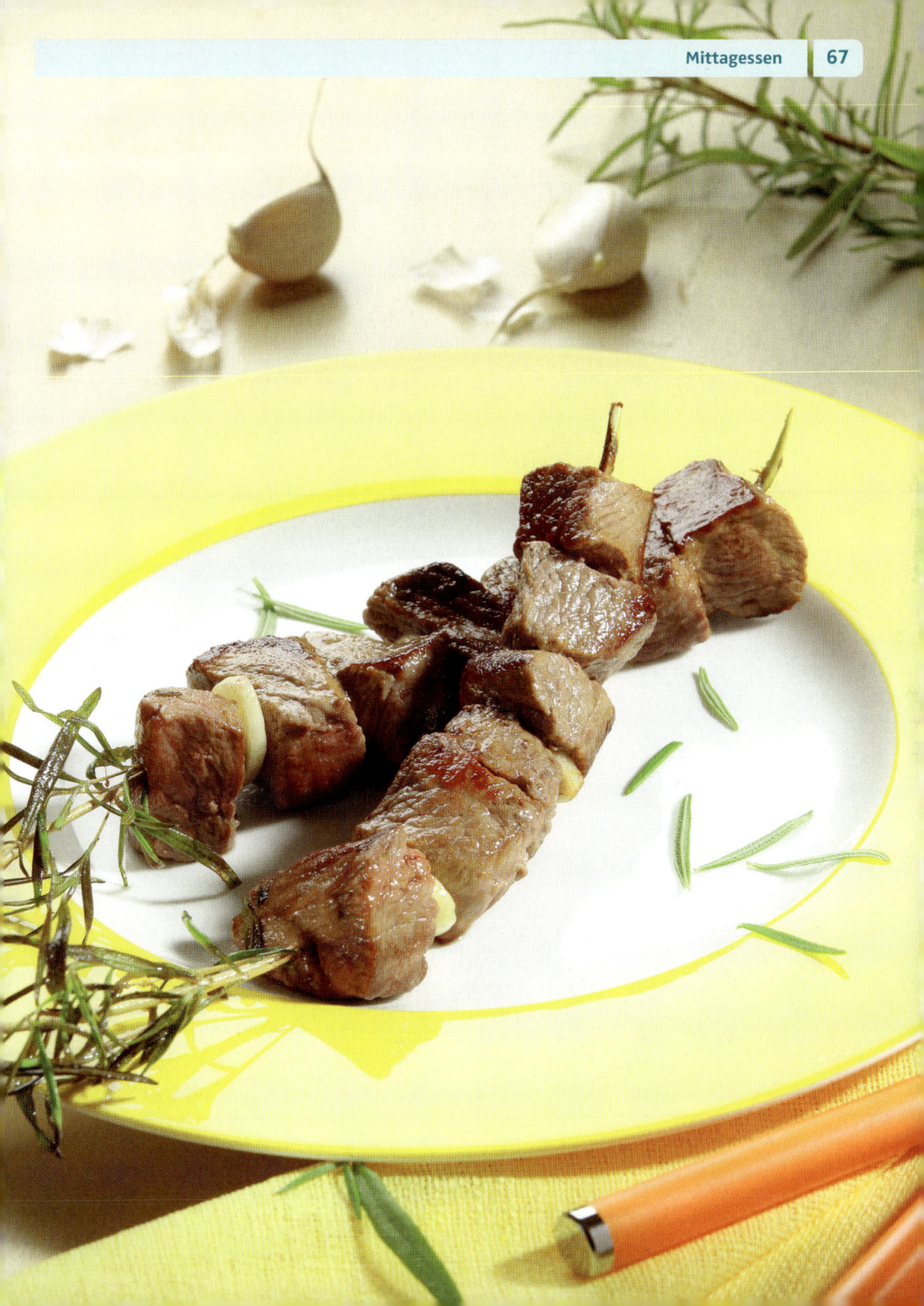

Gefüllte Schnitzel
sehr fein

Zubereitungszeit: 25 Minuten
Garzeit: 10 Minuten

Eine Portion enthält:

292 kcal/1221 kJ	255 mg Kalzium
33 g Eiweiß	6 mg Eisen
17 g Fett	197 µg Folsäure
1 g Kohlenhydrate	39 µg Jod

Zutaten für 2 Portionen

200 g frischer Blattspinat

Salz

1 Tomate

1 Scheibe Gouda, 45 % Fett i. Tr. (30 g)

2 Zweige Basilikum

2 dünne Schweineschnitzel (à 125 g)

Pfeffer

2 TL Rapsöl

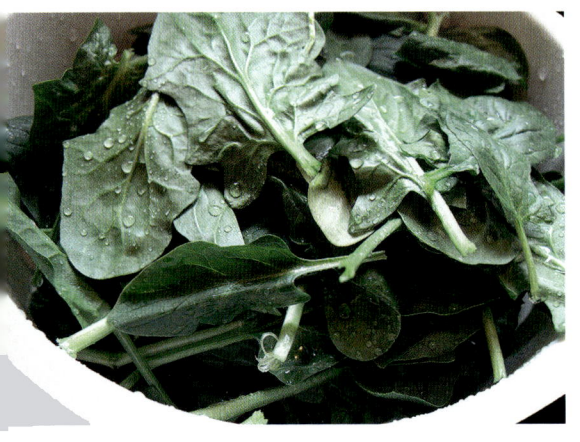

Zubereitung

1 Den Spinat waschen, putzen und in kochendem Salzwasser 1–2 Minuten blanchieren. Danach sofort in kaltem Wasser abschrecken (so behält der Spinat seine kräftige, grüne Farbe) und etwas ausdrücken.

2 Die Tomate waschen, halbieren, den Stielansatz entfernen und die Tomate in dünne Scheiben schneiden.

3 Den Gouda in schmale Streifen schneiden. Das Basilikum waschen, trocknen und in schmale Streifen schneiden.

4 Die Schnitzel waschen, trocken tupfen, klopfen und pfeffern. Das Öl in einer beschichteten Pfanne erhitzen. Die Schnitzel von einer Seite im heißen Fett anbraten, herausnehmen und auf die ungebratene Seite legen.

5 Den Spinat auf eine Seite der Schnitzel verteilen. Die Tomatenscheiben sowie Käse- und Basilikumstreifen darauflegen und mit Salz und Pfeffer würzen.

6 Die unbelegten Schnitzelseiten darüberklappen und die Schnitzel wieder in die erhitze Pfanne legen. Die Pfanne mit dem Deckel gut verschließen und die Schnitzel bei milder Hitze braten, bis der Käse geschmolzen ist.

Kabeljau mit Ratatouille

hoher Jodgehalt

Zubereitungszeit: 30 Minuten
Marinierzeit: 10 Minuten
Garzeit: ca. 10 Minuten

Eine Portion enthält:

269 kcal/1124 kJ	72 mg Kalzium
35 g Eiweiß	2 mg Eisen
10 g Fett	191 µg Folsäure
8 g Kohlenhydrate	237 µg Jod

Zutaten für 2 Portionen

2 Kabeljaufilets (à ca. 160 g)

1 EL Zitronensaft

1 kleine Zwiebel

1 Knoblauchzehe

1 kleine Zucchini (ca. 100 g)

1 rote Paprikaschote (ca. 100 g)

2 Tomaten (ca. 120 g)

1 EL Olivenöl

1 EL Balsamicoessig

1 Thymianzweig

1 Lorbeerblatt

Salz

Pfeffer

TIPPS UND TRICKS

Dieses Gericht deckt den Tagesbedarf an Jod einer Schwangeren.

Zubereitung

1 Die Fischfilets waschen, trocken tupfen, mit Zitronensaft beträufeln und etwa 10 Minuten stehen lassen.

2 Die Zwiebel und Knoblauchzehe schälen und in Würfel schneiden. Das Gemüse waschen und trocken tupfen. Die Zucchinienden abschneiden, die Paprikaschote und Tomaten halbieren, Trennwände und Kerne der Paprika entfernen, den Stielansatz der Tomaten herausschneiden. Das Gemüse in mundgerechte Stücke schneiden.

3 Die Hälfte des Öls erhitzen und zuerst die Zwiebel- und Knoblauchwürfel darin anbraten. Die Gemüsestücke dazugeben und mitbraten. Mit Essig und etwas Wasser ablöschen, gewaschenen Thymian, Lorbeerblatt, Salz und Pfeffer dazugeben und einige Minuten köcheln lassen.

4 Das restliche Öl erhitzen. Die Fischfilets mit Küchenpapier trocken tupfen, mit Salz würzen und im heißen Öl von beiden Seiten anbraten (ca. 2–3 Minuten pro Seite). Die Kabeljaufilets mit dem Gemüse servieren.

Lachs im Spinat-Zucchini-Mantel

enthält Omega-3-Fettsäure

Zubereitungszeit: 20 Minuten
Garzeit: ca. 10 Minuten

Eine Portion enthält:

377 kcal/1576 kJ	114 mg Kalzium
33 g Eiweiß	5 mg Eisen
26 g Fett	226 µg Folsäure
3 g Kohlenhydrate	80 µg Jod

Zutaten für 2 Portionen

1 Biozitrone

2 Lachsfilets (à 150 g)

1 mittlere Zucchini (ca. 200 g)

100 g Blattspinat, frisch oder TK-Ware

Salz

Pfeffer

Muskatnuss

2 TL Rapsöl

Zubereitung

1 Die Zitrone heiß abwaschen und trocknen. Halbieren, eine Hälfte auspressen und die zweite Hälfte in schmale Scheiben schneiden. Die Lachsfilets waschen, trocknen, mit Zitronensaft beträufeln und mit etwas Salz würzen.

2 Die Zucchini waschen, putzen und der Länge nach in Scheiben schneiden.

3 Den Spinat waschen, putzen und in kochendem Wasser 1–2 Minuten blanchieren. Den Spinat herausnehmen und sofort in kaltem Wasser abschrecken. Abtropfen lassen. Bei Tiefkühlspinat den Spinat auftauen und erhitzen.

4 Die Fischfilets mit Zitronenscheiben und Spinat belegen und in die Zucchinistreifen wickeln, evtl. mit einem Zahnstocher fixieren. Die Fischröllchen mit Pfeffer und Muskatnuss würzen.

5 Das Öl in einer beschichteten Pfanne erhitzen, die Fischröllchen darin etwa 5–8 Minuten braten.

TIPPS UND TRICKS

Dieses Rezept liefert reichlich gesunde Omega-3-Fettsäuren.

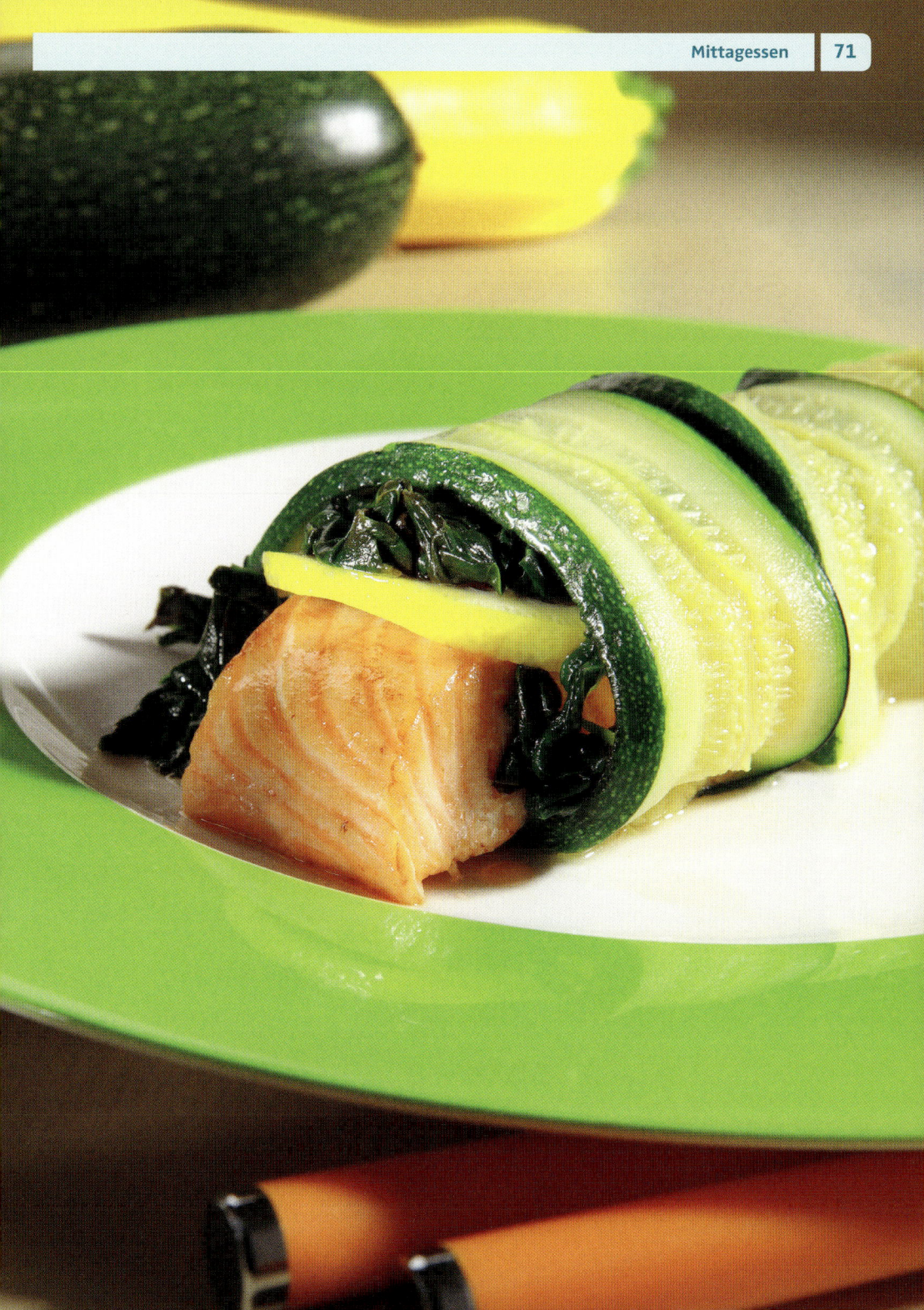

Rotbarsch im Spitzkohlbett

gelingt leicht

Zubereitungszeit: 20 Minuten
Garzeit: ca. 15 Minuten

Eine Portion enthält:

424 kcal/1772 kJ	177 mg Kalzium
39 g Eiweiß	3 mg Eisen
23 g Fett	280 µg Folsäure
14 g Kohlenhydrate	156 µg Jod

Zutaten für 2 Portionen

1 kleiner Spitzkohl (ca. 450 g)

1 EL Rapsöl

100 ml Gemüsebrühe

50 ml Sahne

1 EL Senf

½ TL Kurkuma

½ TL getrockneter Estragon

1 TL Stärkemehl

2 Rotbarschfilets (à ca. 160 g)

1 EL Zitronensaft

Salz

Pfeffer

1 Prise Zucker

Zubereitung

1 Den Spitzkohl vierteln, den Strunk herausschneiden und die Viertel in feine Streifen schneiden. Die Hälfte des Öls in einem Topf erhitzen und den Kohl darin ca. 5 Minuten braten.

2 Brühe, Sahne, Senf, Kurkuma, Estragon und Stärke zu einer glatten Soße verrühren.

3 Die Rotbarschfilets waschen, trocken tupfen und in vier Stücke schneiden, mit Zitronensaft, Salz und Pfeffer würzen.

4 Die Soße zum Kohl geben, einmal aufkochen und mit Salz, Pfeffer und Zucker würzen. Die Fischstücke auf den Kohl setzen und zugedeckt ca. 10 Minuten garen.

TIPPS UND TRICKS

Dieses Rezept liefert mehr als die Hälfte des Jod-Bedarfs einer Schwangeren.

Spaghetti mit Radicchio-Fenchel-Gemüse

folsäurereich

Zubereitungszeit: 25 Minuten
Garzeit: ca. 20 Minuten

Eine Portion enthält:

316 kcal/1323 kJ	263 mg Kalzium
13 g Eiweiß	8 mg Eisen
12 g Fett	339 µg Folsäure
38 g Kohlenhydrate	33 µg Jod

Zutaten für 2 Portionen

Salz

100 g Vollkornspaghetti ohne Ei

2 mittlere Fenchelknollen (ca. 400 g)

100 g Radicchio Rosso

1 Knoblauchzehe

4 TL Olivenöl

Pfeffer

4 EL Zitronensaft

2–4 Thymianzweige

Zubereitung

1 Reichlich Salzwasser zum Kochen bringen und die Spaghetti nach Packungsanweisung al dente garen.

2 Den Fenchel waschen, halbieren, den Strunk herausschneiden, den Fenchel in Achtel schneiden. Den Radicchio putzen, waschen und abtropfen lassen.

3 Die Knoblauchzehe schälen, fein hacken und mit dem Gemüse vermischen. Den Thymian waschen und trocken schütteln. Die Blättchen von den Stängeln zupfen und hacken.

4 Das Öl in einem Topf erhitzen, das Gemüse dicht nebeneinander hineinlegen und scharf anbraten. Mit Salz und Pfeffer würzen, den Zitronensaft dazugießen und den Thymian zugeben.

5 Das Gemüse zugedeckt ca. 10–15 Minuten schmoren. Abgegossene und abgetropfte Spaghetti unter das Gemüse mengen und sofort servieren.

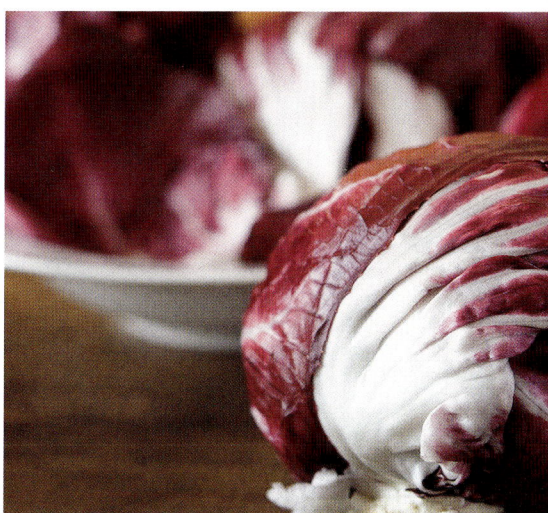

Tomatenpfannkuchen mit Rucola

frisch und knackig

Zubereitungszeit: 20 Minuten
Quellzeit: ca. 30 Minuten
Garzeit: ca. 5–10 Minuten

Eine Portion enthält:

413 kcal/1726 kJ	236 mg Kalzium
17 g Eiweiß	3 mg Eisen
14 g Fett	171 µg Folsäure
52 g Kohlenhydrate	38 µg Jod

Zutaten für 2 Portionen

60 g Weizenmehl, Typ 550

60 g Weizenvollkornmehl

250 ml Milch, 1,5 % Fett

2 kleine Eier

1 EL Tomatenmark

Salz

10 g getrocknete Tomaten

1 Handvoll Rucola

2 TL Rapsöl

40 ml saure Sahne

Pfeffer

Zubereitung

1 Die Mehlsorten in einer Schüssel mischen, Milch und Eier zufügen und mit dem Handrührgerät zu einem glatten Teig verrühren (Teig soll schwer vom Löffel laufen).

2 Das Tomatenmark und Salz zugeben und nochmals gut verrühren. Den Teig ca. 30 Minuten quellen lassen.

3 Die getrockneten Tomaten in schmale Streifen schneiden. Den Rucola putzen, waschen, und in mundgerechte Stücke zerpflücken.

4 Die Hälfte des Öls in einer beschichteten Pfanne erhitzen, die Hälfte der Tomatenstreifen darin kurz anbraten und aus der Hälfte des Pfannkuchenteiges einen Pfannkuchen backen. Das restliche Öl erhitzen und aus restlichen Tomaten und Teig einen zweiten Pfannkuchen backen.

5 Die saure Sahne glatt rühren und mit etwas Salz und Pfeffer würzen. Die Pfannkuchen auf zwei Teller geben, die saure Sahne auf die Pfannkuchen verteilen und den Rucola darüberstreuen.

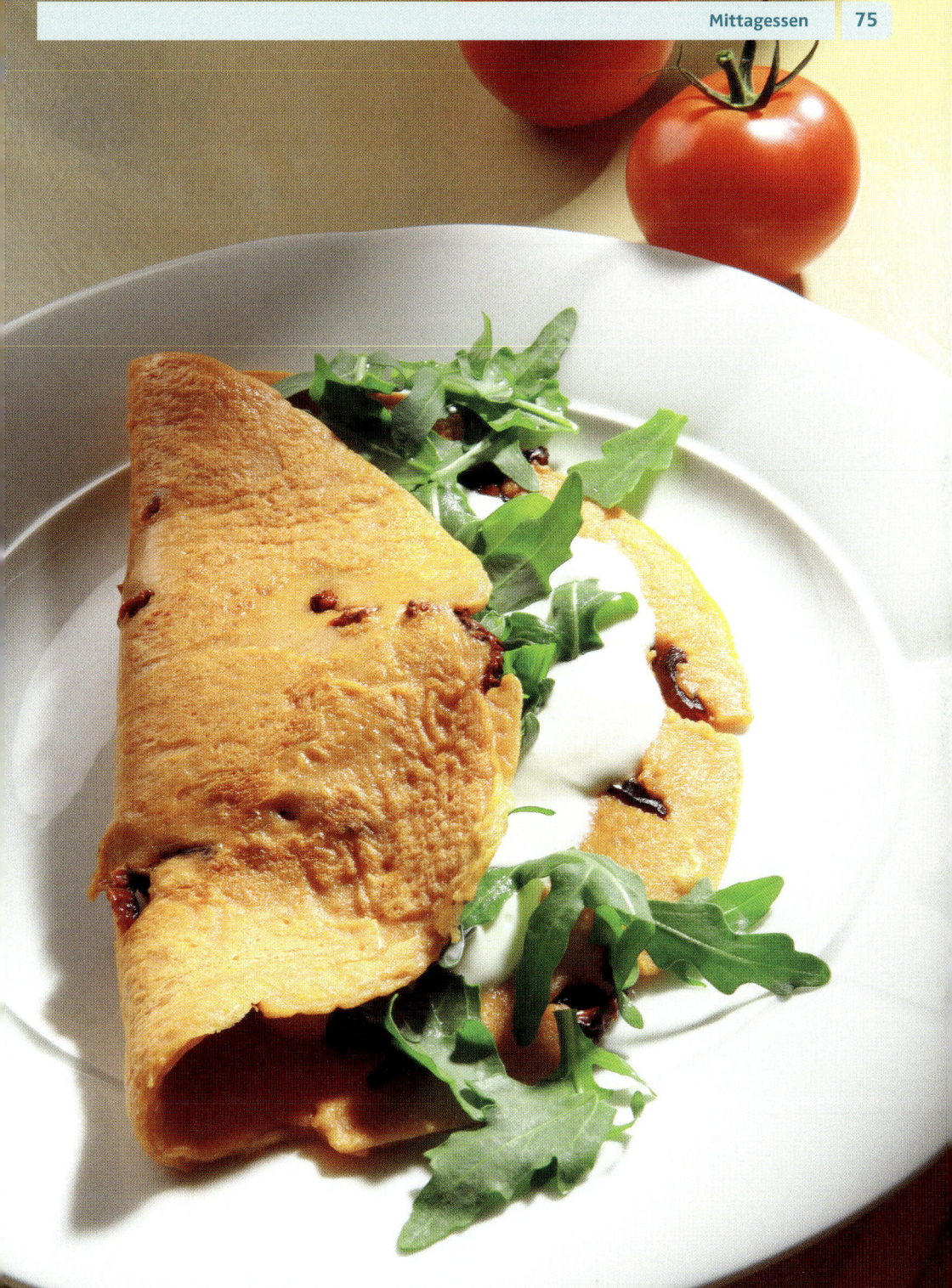

Kartoffelgratin mit Zucchini und Karotten

enthält viel Kalzium

Zubereitungszeit: 25 Minuten
Garzeit: ca. 40 Minuten

Eine Portion enthält:

378 kcal/1580 kJ	299 mg Kalzium
12 g Eiweiß	5 mg Eisen
24 g Fett	208 µg Folsäure
29 g Kohlenhydrate	58 µg Jod

Zutaten für 2 Portionen

1 Zucchini (ca. 250 g)

2 Karotten (ca. 250 g)

3 Kartoffeln (ca. 250 g)

1 Knoblauchzehe

2 Thymianzweige

40 g Edamer, 45 % Fett i. Tr.

½ TL Rapsöl

Salz

Pfeffer

100 ml Sahne, 30 % Fett

Zubereitung

1 Die Zucchini waschen, die Enden abschneiden und die Zucchini in dünne Scheiben schneiden. Die Karotten und Kartoffeln waschen, schälen und ebenfalls in dünne Scheiben schneiden.

2 Die Knoblauchzehe schälen, halbieren und eine feuerfeste Auflaufform damit ausreiben.

3 Den Thymian waschen, trocken schütteln und die Blättchen von den Stängeln zupfen. Den Käse in feine Würfel schneiden.

4 Den Backofen auf 220 °C (Ober- und Unterhitze, Umluft 200 °C) vorheizen.

5 Die Auflaufform mit dem Öl einfetten und abwechselnd Zucchini-, Karotten- und Kartoffelscheiben dachziegelartig einschichten. Sobald der Boden bedeckt ist, mit Salz, Pfeffer und einigen Thymianblättchen würzen, mit etwas Käse bestreuen und mit einem Schuss Sahne begießen. Danach die restlichen Gemüsescheiben einschichten und restliche Kräuter, Käsewürfel und Sahne verarbeiten. Nochmals mit Salz und Pfeffer würzen.

6 Das Gratin im Backofen ca. 40 Minuten goldbraun backen.

Zucchinispätzle

gelingt leicht

Zubereitungszeit: 30 Minuten
Quellzeit: 30 Minuten
Garzeit: ca. 8 Minuten

Eine Portion enthält:

563 kcal/2353 kJ	141 mg Kalzium
21 g Eiweiß	4 mg Eisen
19 g Fett	213 µg Folsäure
76 g Kohlenhydrate	34 µg Jod

Zutaten für 2 Portionen

140 g Weizenmehl, Typ 550

60 g Hartweizengrieß

2 Eier

65 ml Vollmilch

1 kleine Zwiebel

1 mittlere Zucchini (ca. 200 g)

2 TL Rapsöl

Salz

Pfeffer

Muskatnuss

2 EL Sahne

Zubereitung

1 Aus Mehl, Hartweizengrieß, Eiern, Milch und 2 ½ EL Wasser mit dem Handrührgerät einen Spätzleteig herstellen und ca. 30 Minuten quellen lassen.

2 Die Zwiebel schälen und in kleine Würfel schneiden. Die Zucchini waschen, putzen und in schmale Stifte schneiden.

3 Reichlich Salzwasser zum Kochen bringen. Das Öl in einer Pfanne erhitzen und Zwiebelwürfel und Zucchinistifte darin andünsten.

4 Die Hälfte des Spätzleteigs in eine Spätzlepresse geben und den Teig ins kochende Wasser drücken. Oder den Teig von einem Brettchen in feine Streifen mit dem Messer abschaben. Die Spätzle aufkochen lassen und ca. 1–2 Minuten köcheln. Spätzle mit einer Schaumkelle herausnehmen und abschrecken. Aus dem restlichen Teig weitere Spätzle zubereiten.

5 Die gut abgetropften Spätzle zum Gemüse geben und mit Salz, Pfeffer und Muskatnuss würzen. Die Sahne angießen und einmal aufkochen lassen. Sofort servieren.

Überbackener Spargel

etwas teurer

Zubereitungszeit: 10 Minuten
Garzeit: ca. 15 Minuten

Eine Portion enthält:

122 kcal/509 kJ	134 mg Kalzium
13 g Eiweiß	1 mg Eisen
6 g Fett	166 µg Folsäure
2 g Kohlenhydrate	33 µg Jod

Zutaten für 2 Portionen

10 grüne Spargelstangen

Salz

2–3 EL frisch geriebener Parmesan

2 Scheiben gekochter Schinken

Zubereitung

1 Den Spargel waschen, das untere Ende der Spargelstangen schälen und die Stangen in kochendem Salzwasser ca. 10 Minuten weich garen.

2 Den Backofengrill vorheizen.

3 Die abgetropften Spargelstangen in eine feuerfeste Auflaufform legen und mit geriebenem Parmesan bestreuen. Im Ofen gratinieren und vor dem Servieren mit gekochtem Schinken garnieren.

TIPPS UND TRICKS

Parmesan ist zwar ein Rohmilchkäse, allerdings wird er in diesem Rezept erhitzt und ist somit auch für Schwangere geeignet. Wer auf Nummer sicher gehen möchte, kann allerdings auch eine Käsesorte verwenden, die nicht aus Rohmilch hergestellt wurde (z. B. Edamer oder Gouda).

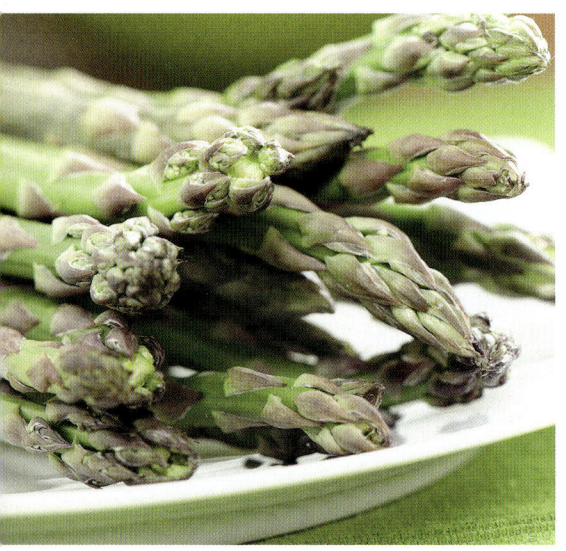

Frühlingsgemüse
knackig frisch

Zubereitungszeit: 20 Minuten
Garzeit: 5–8 Minuten

Eine Portion enthält:

124 kcal/518 kJ	111 mg Kalzium
4 g Eiweiß	3 mg Eisen
8 g Fett	172 µg Folsäure
8 g Kohlenhydrate	39 µg Jod

Zutaten für 2 Portionen

3–4 Spargelstangen (ca. 200 g)

2 Karotten (ca. 150 g)

1 Kohlrabi (ca. 150 g)

1 EL Rapsöl

1 Handvoll frische Kräuter (z. B. Kerbel, Petersilie)

Salz

Pfeffer

TIPPS UND TRICKS

Zu diesem frischen Sommergemüse passt Reis oder einfach ein knuspriges Stück Baguette.

Zubereitung

1 Den Spargel, die Karotten und die Kohlrabi waschen, putzen und schälen. Das Gemüse in mundgerechte Stücke schneiden.

2 Das Öl in einem Topf erhitzen und das Gemüse darin andünsten, mit einem Schuss Wasser ablöschen und einige Minuten köcheln lassen.

3 Die Kräuter waschen, trocknen, die Blättchen von den Stängeln zupfen und fein hacken. Das Gemüse mit Salz, Pfeffer und Kräutern würzen.

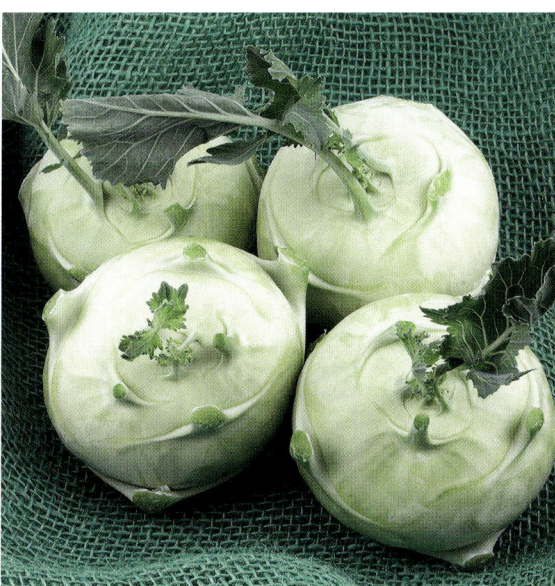

ABENDESSEN

Russische Eier
preisgünstig

Zubereitungszeit: 10 Minuten Garzeit: 10 Minuten	
Eine Portion enthält:	
543 kcal/2270 kJ	182 mg Kalzium
22 g Eiweiß	5 mg Eisen
37 g Fett	237 µg Folsäure
31 g Kohlenhydrate	37 µg Jod

Zutaten für 2 Portionen

4 Eier

80 g Mayonnaise, fettreduziert

1 TL Paprikapulver, rosenscharf

1 TL Zitronensaft

Salz

Pfeffer

4 EL Kresse

4 Scheiben Vollkorntoastbrot

Zubereitung

1 Eier in 10 Minuten hart kochen und in kaltem Wasser abschrecken. Die Eier pellen, halbieren, das Eigelb herausnehmen und in eine kleine Schüssel geben.

2 Die Mayonnaise, Gewürze und den Zitronensaft zugeben und mit dem Eigelb verrühren. Die Masse in einen kleinen Spritzbeutel füllen und die Eierhälften damit füllen. Die Kresse waschen, trocknen und auf den Eiern verteilen.

3 Mit getoastetem Toast servieren.

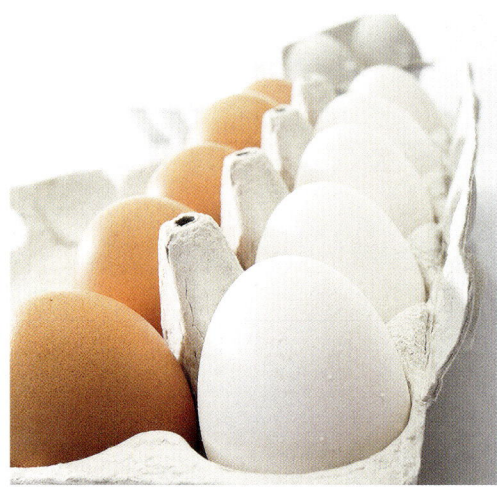

Gefüllte Sylter Gurken
gelingt leicht

Zubereitungszeit: 20 Minuten

Eine Portion enthält:

109 kcal/456 kJ	133 mg Kalzium
9 g Eiweiß	2 mg Eisen
5 g Fett	157 µg Folsäure
7 g Kohlenhydrate	58 µg Jod

Zutaten für 2 Portionen

2 kleine Salatgurken (à ca. 200 g)

1 Tomate

2 EL saure Sahne

2 EL Naturjoghurt, 1,5 % Fett

Salz

Pfeffer

Paprikapulver, edelsüß

2 TL Zitronensaft

1 TL Meerrettich

½ Bund Dill

6 EL Nordseekrabben, gegart

Zubereitung

1 Die Salatgurken waschen, der Länge nach halbieren und die Kerne mit einem Löffel herausschaben.

2 Die Tomate waschen, halbieren, den Stielansatz entfernen und die Tomate in kleine Würfel schneiden.

3 Aus Sahne, Joghurt, Gewürzen, Zitronensaft und Meerrettich eine cremige Soße herstellen.

4 Den Dill waschen, trocknen und die Blättchen fein hacken. Zusammen mit den Tomatenwürfeln und den Krabben unter die Sahnesoße mischen.

5 Die Gurken mit der Masse füllen und gleich servieren.

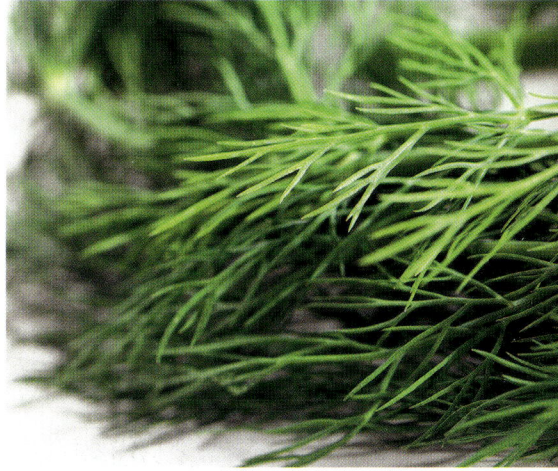

Schnelle Gemüsetoasts
preiswert

Zubereitungszeit: 20 Minuten	
Eine Portion enthält:	
296 kcal/1237 kJ	76 mg Kalzium
9 g Eiweiß	2 mg Eisen
14 g Fett	154 µg Folsäure
31 g Kohlenhydrate	28 µg Jod

Zutaten für 2 Portionen

4 Scheiben Vollkorntoast

2 EL Frischkäse, fettreduziert

2 Tomaten

2 Basilikumzweige

½ TL Olivenöl

½ TL Balsamicoessig

Salz

Pfeffer

100 g Salatgurke

2 Dillzweige

½ TL Rapsöl

½ TL Essig

Zubereitung

1 Die Toastbrote im Toaster goldgelb toasten. Abkühlen lassen und mit Frischkäse bestreichen.

2 Die Tomaten waschen, trocknen, halbieren, den Stielansatz entfernen und die Tomatenhälften in kleine Würfel schneiden.

3 Das Basilikum waschen, trocken schütteln und die Blättchen in feine Streifen schneiden. Die Tomatenwürfel und Basilikumstreifen mit Olivenöl, Essig, Salz und Pfeffer vermischen.

4 Die Gurke waschen, trocknen und in schmale Streifen schneiden oder hobeln. Den Dill waschen, trocknen und die Blättchen fein hacken. Gurke und Dill mit Rapsöl, Essig, Salz und Pfeffer würzen.

5 Je zwei vorbereitete Toasts mit Tomatenmasse, die restlichen Toasts mit Gurkenmasse bestreichen.

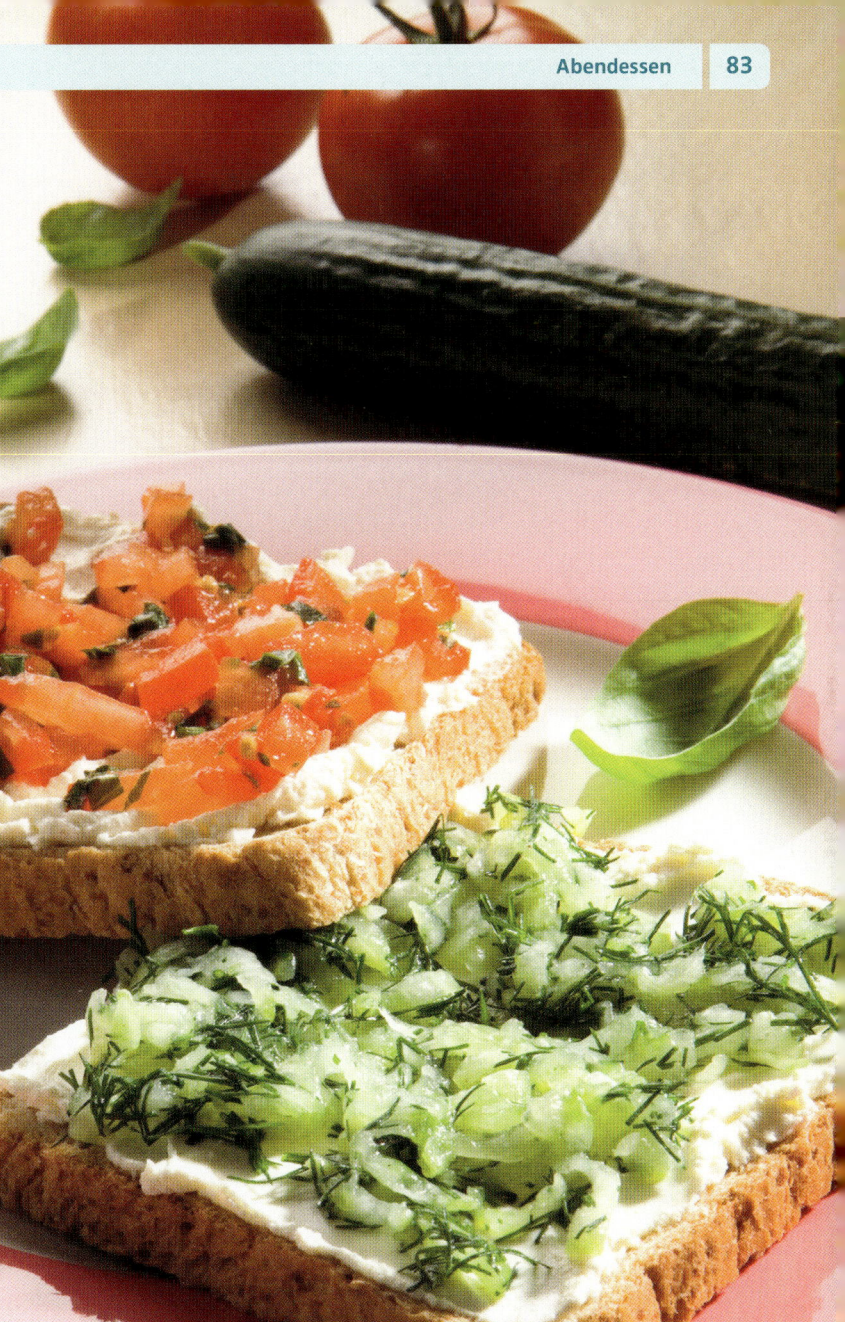

Gefüllte Fleischtomaten

gelingt leicht

Zubereitungszeit: 30 Minuten	
Eine Portion enthält:	
464 kcal/1940 kJ	200 mg Kalzium
12 g Eiweiß	3 mg Eisen
41 g Fett	284 µg Folsäure
11 g Kohlenhydrate	34 µg Jod

Zutaten für 2 Portionen

2 Fleischtomaten (à ca. 300 g)

6 Cocktailtomaten

2 Lauchzwiebeln

2 Basilikumzweige

1 mittlere Avocado

2 EL Zitronensaft

½ Kugel Mozzarella, 45 % Fett i. Tr.

1 EL Olivenöl

Salz

Pfeffer

TIPPS UND TRICKS

Es gibt Mozzarella aus Rohmilch und solchen, der aus pasteurisierter Milch hergestellt wurde. Achten Sie auf die Angaben auf der Verpackung. Mozzarella aus pasteurisierter Milch können Sie unbedenklich auch in der Schwangerschaft roh genießen.

Zubereitung

1 Die Fleischtomaten waschen, trocknen, waagrecht halbieren, ca. 1 cm tief aushöhlen, dabei einen Rand von ½ cm stehen lassen. Die Cocktailtomaten waschen, trocknen und zusammen mit dem ausgehöhlten Tomatenfruchtfleisch in Würfel schneiden.

2 Die Lauchzwiebeln putzen, waschen und in schmale Ringe schneiden. Das Basilikum waschen, trocken schütteln und in feine Streifen schneiden.

3 Die Avocado halbieren, den Stein entfernen, das Fruchtfleisch mit einem Löffel aus der Schale holen und in Würfel schneiden. Die Avocadowürfel sofort mit dem Zitronensaft beträufeln.

4 Den Mozzarella in kleine Würfel schneiden.

5 Die Tomaten-, Avocado- und Mozzarellawürfel in einer Schüssel mischen. Die Lauchzwiebelringe, Basilikumstreifen, Öl, Salz und Pfeffer zugeben und gut miteinander vermischen.

6 Die Füllung in die ausgehöhlten Tomaten geben und gleich servieren.

Fruchtiges Schinkenbrötchen

pikante Mischung

Zubereitungszeit: 15 Minuten	
Eine Portion enthält:	
333 kcal/1392 kJ	52 mg Kalzium
14 g Eiweiß	3 mg Eisen
14 g Fett	153 µg Folsäure
36 g Kohlenhydrate	25 µg Jod

Zutaten für 2 Portionen

30 g Rucola

½ reife Mango (ca. 180 g)

1 EL Olivenöl

1 EL Balsamicocreme oder Balsamicoessig

Pfeffer

Salz

2 Vollkornbrötchen

2 Scheiben gekochter Schinken

Zubereitung

1 Den Rucola waschen, putzen und in kleine Stücke zupfen. Die Mango schälen und das Fruchtfleisch in schmalen Streifen vom Stein schneiden.

2 Öl und Essig miteinander mischen und mit Pfeffer und Salz abschmecken.

3 Die Brötchen halbieren, je eine Brötchenhälfte mit je einer Schinkenscheibe belegen, Rucola und Mangostreifen daraufgeben und mit dem Dressing beträufeln.

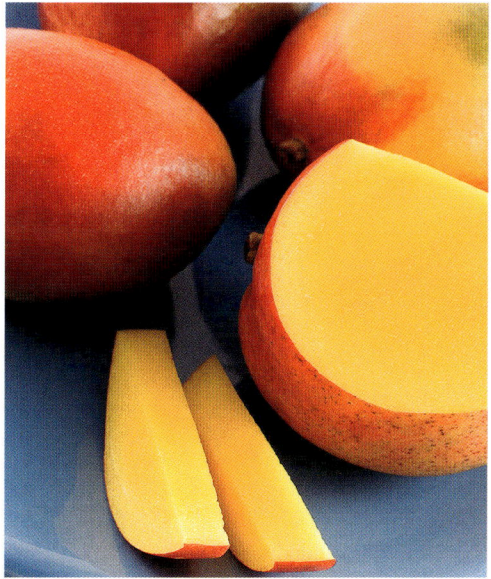

Sommersalat mit gebratener Hähnchenbrust

gelingt leicht

Zubereitungszeit: 20 Minuten
Garzeit: ca. 8 Minuten

Eine Portion enthält:

272 kcal/1137 kJ	302 mg Kalzium
28 g Eiweiß	1 mg Eisen
15 g Fett	141 µg Folsäure
6 g Kohlenhydrate	15 µg Jod

Zutaten für 2 Portionen

½ Kopfsalat (ca. 60 g)

6 Cocktailtomaten

2 Scheiben Gouda, 45 % Fett i. Tr.

1 Hähnchenbrustfilet (ca. 150 g)

Pfeffer

2 TL Rapsöl

2 EL Naturjoghurt, 1,5 % Fett

2 TL Zitronensaft

2 TL Senf

Salz

1 TL Schnittlauchröllchen

Zubereitung

1 Den Salat putzen, waschen und in mundgerechte Stücke zupfen. Die Tomaten waschen, trocknen, halbieren und den Stielansatz herausschneiden.

2 Gouda in schmale Streifen schneiden.

3 Das Hähnchenbrustfilet waschen, trocken tupfen, in schmale Streifen schneiden und pfeffern. Das Öl in einer beschichteten Pfanne erhitzen und die Hähnchenstreifen darin von allen Seiten goldbraun anbraten.

4 Aus Joghurt, Zitronensaft, Senf, Salz, Pfeffer und Schnittlauchröllchen ein Dressing herstellen. Die Salatzutaten auf zwei Tellern anrichten und mit Dressing beträufeln.

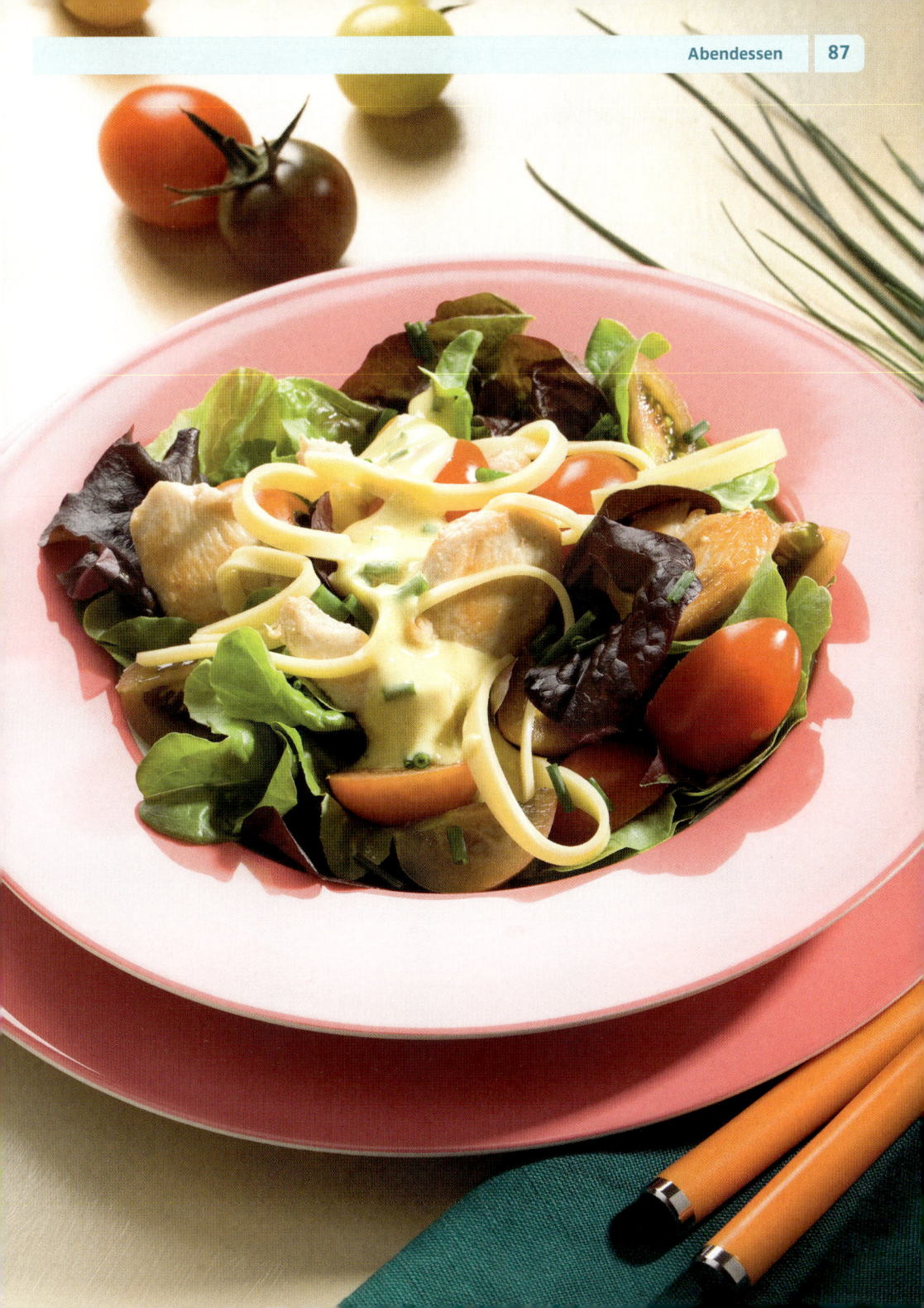

Feldsalat
mit Rinderfiletstreifen

etwas Besonderes

Zubereitungszeit: 20 Minuten	
Garzeit: ca. 6 Minuten	

Eine Portion enthält:

329 kcal/1375 kJ	52 mg Kalzium
32 g Eiweiß	5 mg Eisen
21 g Fett	141 µg Folsäure
2 g Kohlenhydrate	56 µg Jod

Zutaten für 2 Portionen

200 g Feldsalat

1 EL Walnussöl

1 EL Balsamicoessig

Salz

Pfeffer

1 EL Walnusskerne

4 dünne Rinderfiletscheiben (ca. 200 g)

1 TL Rapsöl

Zubereitung

1 Den Feldsalat waschen und putzen. Größere Blätter zerschneiden.

2 Aus Walnussöl, Essig, Salz und Pfeffer ein Dressing herstellen. Die Walnusskerne grob hacken.

3 Die Rinderfiletscheiben waschen, trocken tupfen und in schmale Streifen schneiden. Pfeffern und im heißen Rapsöl anbraten. (Achten Sie darauf, dass das Fleisch durchgebraten ist.) Die Filetstreifen salzen.

4 Den Feldsalat mit dem Dressing vermischen und auf zwei Tellern verteilen. Die Filetstreifen darüberlegen und mit gehackten Nüsse bestreuen.

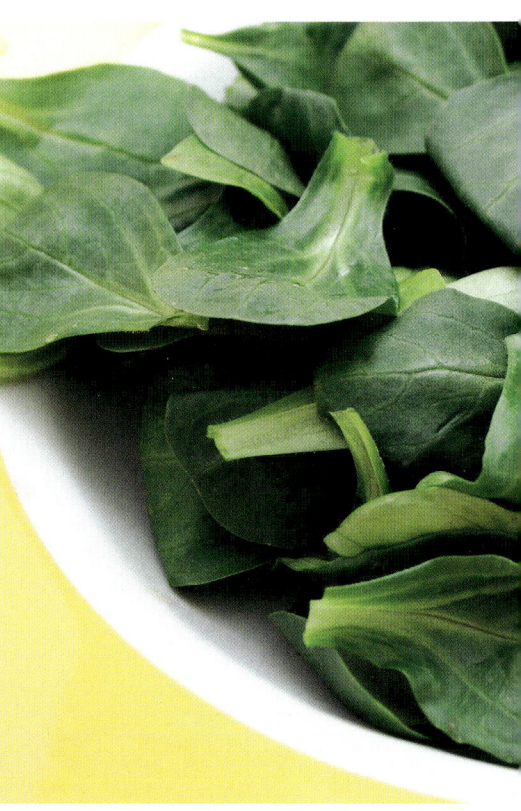

Salat „Italia" mit Croûtons

mediterran

Zubereitungszeit: 20 Minuten
Garzeit: ca. 5 Minuten

Eine Portion enthält:

450 kcal/1881 kJ	140 mg Kalzium
12 g Eiweiß	4 mg Eisen
17 g Fett	205 µg Folsäure
61 g Kohlenhydrate	31 µg Jod

Zutaten für 2 Portionen

4 Scheiben Vollkorntoastbrot

2 TL Rapsöl

10 Cocktailtomaten

1 rote Paprikaschote

100 g Rucola

1 Handvoll Basilikumblätter

1 EL Olivenöl

1 EL Zitronensaft

30 ml (ca. 2 EL) Gemüsebrühe (erkaltet)

Salz

Pfeffer

Zubereitung

1 Das Toastbrot in Würfel schneiden. Das Öl in einer beschichteten Pfanne erhitzen und die Brotwürfel darin knusprig anbraten.

2 Die Tomaten, Paprika, den Rucola und das Basilikum waschen und trocknen. Die Tomaten halbieren und den Stielansatz herausschneiden. Die Paprikaschote halbieren, Kerne und Samenwände entfernen und die Paprika in schmale Streifen schneiden. Den Rucola putzen und nach Bedarf klein schneiden. Die Basilikumblätter in schmale Streifen schneiden.

3 Aus Öl, Zitronensaft, Brühe, Salz und Pfeffer ein Dressing herstellen.

4 Die Salatzutaten auf zwei großen Tellern anrichten und das Dressing unmittelbar vor dem Servieren darübergießen.

Kürbiscremesuppe „Bangkok"

asiatisch

Zubereitungszeit: 20 Minuten
Garzeit: ca. 15 Minuten

Eine Portion enthält:

218 kcal/911 kJ	127 mg Kalzium
7 g Eiweiß	2 mg Eisen
6 g Fett	176 µg Folsäure
31 g Kohlenhydrate	34 µg Jod

Zutaten für 2 Portionen

1 kleine Zwiebel

1 Knoblauchzehe

400 g Hokkaidokürbis

2 Kartoffeln

2 TL Rapsöl

400 ml Gemüsebrühe

100 ml Orangensaft

2 EL Kokosmilch

Currypulver

Koriander

Zimtpulver

Pfeffer

Salz

Zubereitung

1 Die Zwiebel und Knoblauchzehe schälen und fein hacken. Den Kürbis waschen, halbieren, die Kerne entfernen und den Kürbis mit Schale in grobe Stücke schneiden. Die Kartoffeln waschen, schälen und ebenfalls grob würfeln.

2 Das Öl in einem Topf erhitzen und die Zwiebel- und Knoblauchwürfel darin glasig dünsten. Die Kürbis- und Kartoffelwürfel dazugeben und kurz mitbraten. Mit Gemüsebrühe, Orangensaft und Kokosmilch aufgießen und bei mittlerer Hitze ca. 10–15 Minuten köcheln.

3 Die Suppe pürieren und mit den Gewürzen kräftig abschmecken.

TIPPS UND TRICKS

Wer mag, kann die Suppe mit Chilischoten pikanter machen. Verwenden Sie je nach Vorliebe 1–2 rote Chilischoten, wobei Sie sie waschen, halbieren, die Kerne und Samenwände entfernen und in kleine Würfel schneiden. Braten Sie die Chiliwürfel mit den Kürbis- und Kartoffelwürfeln an, und verfahren Sie dann weiter wie oben beschrieben. Sättigender wird die Suppe, wenn Sie gekochten Basmatireis als Einlage dazugeben.

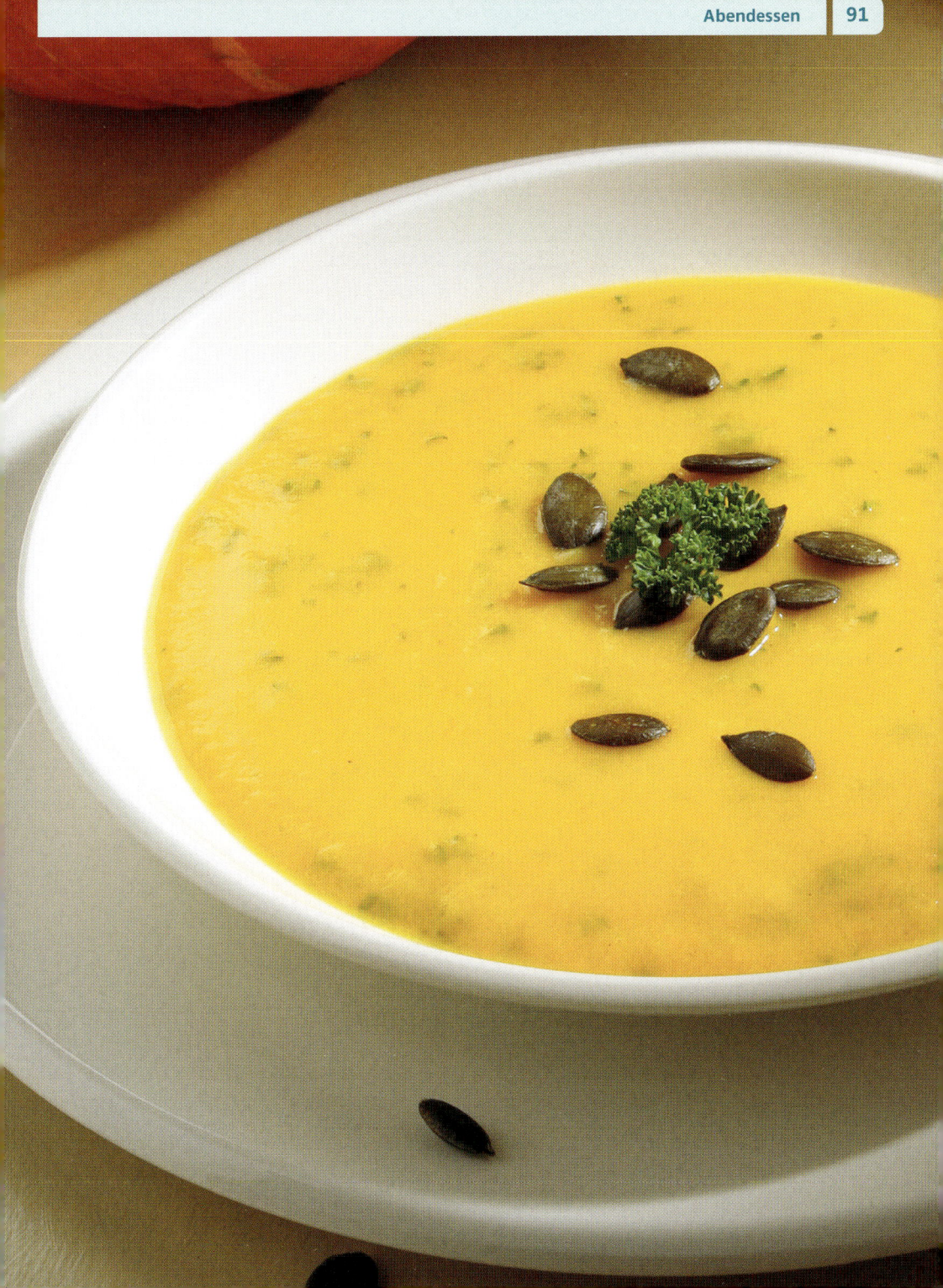

Basilikumcremesuppe mit Pesto-Crostini

preisgünstig

**Zubereitungszeit: 20 Minuten
Garzeit: 5 Minuten**

Eine Portion enthält:

418 kcal/1747 kJ	202 mg Kalzium
12 g Eiweiß	3 mg Eisen
20 g Fett	136 µg Folsäure
47 g Kohlenhydrate	31 µg Jod

Zutaten für 2 Portionen

1 kleine Zwiebel

1 Knoblauchzehe

4 TL Olivenöl

1 EL Mehl, Typ 550

200 ml Milch, 1,5 % Fett

1 Bund Basilikum

Salz

Pfeffer

4 Scheiben Baguette

2 TL grünes Pesto

Zubereitung

1 Die Zwiebel und Knoblauchzehe schälen und fein hacken.

2 Das Öl in einem Topf erhitzen, das Mehl einrühren, die Milch und 100 ml Wasser unter Rühren angießen. Die Suppe aufkochen und ca. 5 Minuten köcheln lassen.

3 Das Basilikum waschen, trocken schütteln, die Blättchen von den Stängeln zupfen und in feine Streifen schneiden. Die Suppe mit Gewürzen und Basilikum verfeinern.

4 Die Baguettescheiben im Toaster goldgelb rösten und mit Pesto bestreichen. Die Suppe mit den Pesto-Crostini servieren.

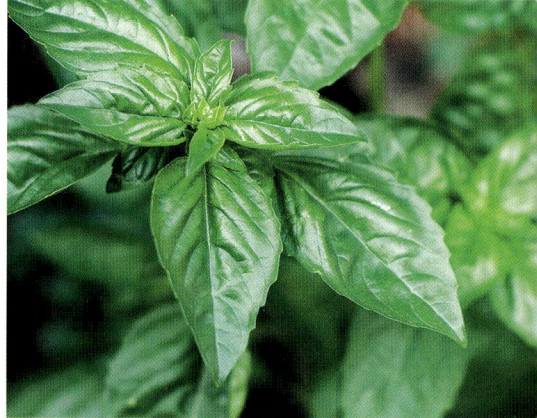

Ofenkartoffeln mit frischem Schnittlauchquark

preisgünstig

Zubereitungszeit: 15 Minuten
Garzeit: 30 Minuten

Eine Portion enthält:

277 kcal/1158 kJ	204 mg Kalzium
22 g Eiweiß	1 mg Eisen
4 g Fett	175 µg Folsäure
36 g Kohlenhydrate	45 µg Jod

Zutaten für 2 Portionen

2 große Kartoffeln (à 200 g)

Salz

Pfeffer

1 Knoblauchzehe

250 g Magerquark

2 EL saure Sahne, 10 % Fett

2 TL Zitronensaft

2 TL Schnittlauchröllchen

Zubereitung

1 Den Backofen auf 200 °C (Ober- und Unterhitze, Umluft 180 °C)) vorheizen.

2 Die Kartoffeln gründlich waschen, halbieren und mit Salz und Pfeffer würzen. Die Knoblauchzehe schälen und fein hacken.

3 Ein Backblech mit Backpapier belegen und die Kartoffeln mit der Schnittflä-che nach unten auf das Blech legen. Die Knoblauchwürfel darüberstreuen. Die Kartoffeln ca. 30 Minuten im heißen Ofen backen, nach der Hälfte der Garzeit wenden.

4 Quark, saure Sahne, Zitronensaft und Schnittlauch glatt rühren. Mit Salz und Pfeffer würzen und mit den Kartoffeln servieren.

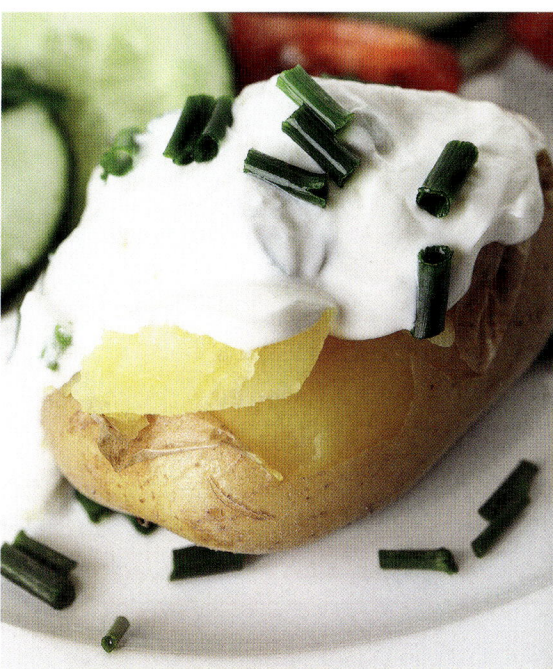

SNACKS & DESSERTS

Schinken-Wrap mit Honig-Senf-Dressing
schmeckt lecker

Zubereitungszeit: 15 Minuten

Eine Portion enthält:

348 kcal/1455 kJ	48 mg Kalzium
17 g Eiweiß	2 mg Eisen
10 g Fett	144 µg Folsäure
47 g Kohlenhydrate	26 µg Jod

Zutaten für 2 Portionen

2 EL Kräuterfrischkäse, fettreduziert

1 TL Senf

1 EL flüssiger Honig (z. B. Akazienhonig)

einige Blätter Eisbergsalat

2 EL Maiskörner (Dose oder Glas)

1 Tomate

Salz

Pfeffer

2 Tortillafladen (ca. 140 g)

2 Scheiben gekochter Schinken

Zubereitung

1 Den Frischkäse, Senf und Honig zu einer streichfähigen Masse verrühren.

2 Den Eisbergsalat waschen, putzen und in grobe Stücke zerteilen. Den Mais gut abtropfen lassen.

3 Die Tomate waschen, halbieren, den Stielansatz herausschneiden, die Tomatenhälften in schmale Scheiben schneiden und mit Salz und Pfeffer würzen.

4 Die Tortillafladen in der Mikrowelle bei 600 Watt 30 Sekunden erhitzen.

5 Die Fladen mit dem Honig-Senf-Dressing bestreichen, je eine Schinkenscheibe, Salatblätter, Maiskörner und Tomatenscheiben auf den Fladen verteilen.

6 Die Tortillafladen fest aufrollen und die Wraps gleich genießen.

TIPPS UND TRICKS

Wenn Sie keine Mikrowelle haben, backen Sie die Tortillafladen im Backofen auf, und richten Sie sich dabei nach den Angaben auf der Verpackung.

Gebackener Mozarellasnack

gelingt leicht

Zubereitungszeit: 25 Minuten
Garzeit: ca. 5–10 Minuten

Eine Portion enthält:

516 kcal/2157 kJ	220 mg Kalzium
19 g Eiweiß	3 mg Eisen
35 g Fett	164 µg Folsäure
31 g Kohlenhydrate	36 µg Jod

Zutaten für 2 Portionen

4 Scheiben Vollkorntoastbrot

1 EL Tomatenmark

2 EL Milch, 1,5 % Fett

½ Kugel Mozzarella, 45 % Fett

Salz

Pfeffer

¼ TL getrockneter Oregano

2 Eier

¼ TL Muskatnuss

3 EL Rapsöl

Zubereitung

1   Die Toastbrotscheiben nebeneinander in eine Auflaufform legen und mit Tomatenmark bestreichen. Die Milch über die Toastbrote träufeln.

2   Den Mozzarella in dünne Scheiben schneiden und mit Salz, Pfeffer und Oregano würzen. Die Mozzarellascheiben zwischen je zwei Scheiben Toastbrot verteilen und leicht zusammendrücken.

3   Die Eier mit einer Gabel gut verquirlen und mit Salz und Muskatnuss würzen.

4   Das Öl in einer beschichteten Pfanne erhitzen, die Mozzarellatoasts durch die Eiermischung ziehen und im heißen Fett von beiden Seiten backen, bis sie eine goldbraune Farbe angenommen haben.

5   Die fertigen Toasts auf Küchenpapier abtropfen lassen und sofort servieren.

TIPPS UND TRICKS

Für dieses Rezept können Sie auch Mozzarella aus Rohmilch verwenden. Er wird in diesem Rezept erhitzt und ist somit auch für Schwangere essbar. Wer auf Nummer sicher gehen möchte, nimmt Mozzarella aus pasteurisierter Milch oder eine Käsesorte, die nicht aus Rohmilch hergestellt wurde (z. B. Edamer oder Gouda).

Überbackene Auberginen-Crostinis

gelingt leicht

Zubereitungszeit: 20 Minuten
Garzeit: 40 Minuten

Eine Portion enthält:

282 kcal/1179 kJ	117 mg Kalzium
9 g Eiweiß	2 mg Eisen
13 g Fett	134 µg Folsäure
32 g Kohlenhydrate	28 µg Jod

Zutaten für 2 Portionen

1 kleine Aubergine

1 EL Olivenöl

1 Knoblauchzehe

50 g Schafskäse, 45 % Fett i. Tr.

Pfeffer

1 Oreganozweig

6 dünne Scheiben Ciabatta

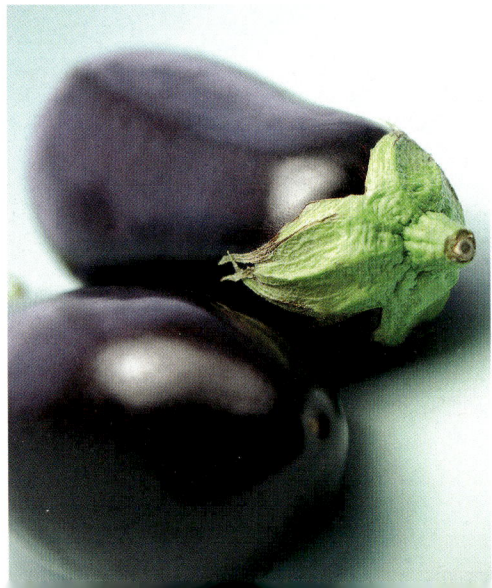

Zubereitung

1 Den Backofen auf 200 °C (Ober- und Unterhitze, Umluft 180 °C) vorheizen.

2 Die Aubergine waschen, putzen, halbieren und mit etwas Olivenöl bestreichen. Ein Backblech mit Backpapier belegen und die Auberginenhälften mit der Schnittfläche nach unten darauflegen. Im Backofen ca. 30 Minuten garen, bis sich das Fruchtfleisch mit einem Löffel herauslösen lässt. Die Auberginen aus dem Ofen nehmen, den Backofen nicht ausschalten.

3 Die Knoblauchzehe schälen und fein hacken. Den Schafskäse in eine kleine Schüssel bröckeln, den Knoblauch und das restliche Olivenöl zugeben.

4 Das Auberginenfruchtfleisch mit einem Löffel herausschaben. Den Oregano waschen, trocknen, die Blättchen abzupfen und zum Schafskäse geben. Alles zu einer homogenen Masse verarbeiten und mit Pfeffer würzen.

5 Die Auberginenmasse auf die Ciabattascheiben streichen und im heißen Backofen ca. 10 Minuten backen.

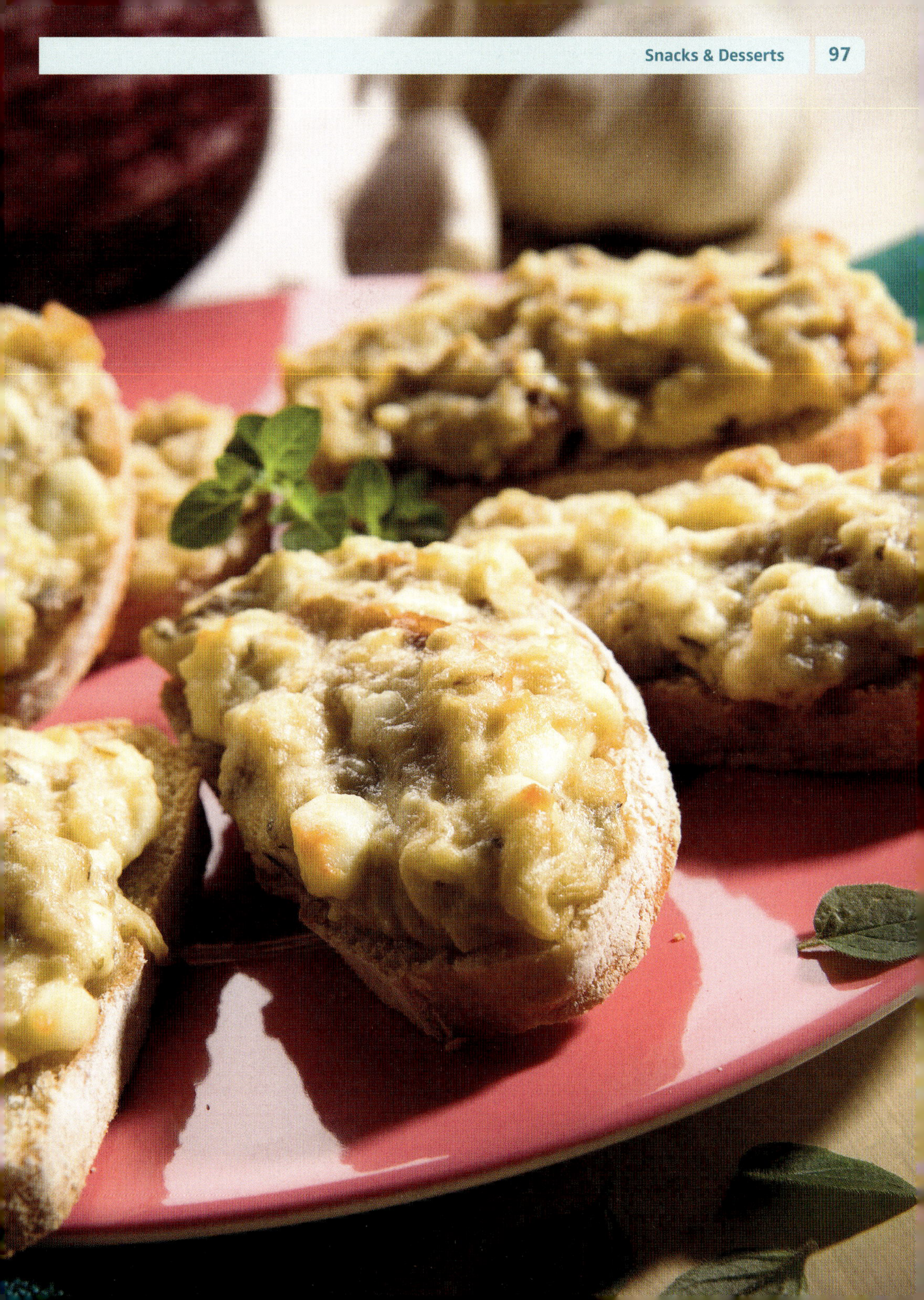

Ziegenkäse in Kräuter-Honig-Marinade
braucht etwas mehr Zeit

Zubereitungszeit: 10 Minuten
Marinierzeit: ca. 12 Stunden

Eine Portion enthält:

360 kcal/1505 kJ	85 mg Kalzium
7 g Eiweiß	1 mg Eisen
21 g Fett	112 µg Folsäure
35 g Kohlenhydrate	24 µg Jod

Zutaten für 2 Portionen

1 EL flüssiger Honig (z. B. Akazienhonig)

1 ½ EL Olivenöl

1 TL Zitronensaft

Salz

Pfeffer

1 TL gehackte Rosmarinnadeln

80 g Ziegenfrischkäse, 60 % Fett i. Tr.

100 g Weintrauben

einige Grissinistangen (ca. 50 g)

Zubereitung

1   Aus Honig, Öl und Zitronensaft eine Marinade herstellen, mit Salz, Pfeffer und Rosmarin würzen.

2   Den Ziegenfrischkäse mit zwei Löffeln zu Nocken formen und in ein flaches, verschließbares Gefäß legen. Die Marinade darüberträufeln und über Nacht ziehen lassen.

3   Die Weintrauben waschen, zusammen mit den sehr gut abgetropften Frischkäsenocken und Grissini genießen.

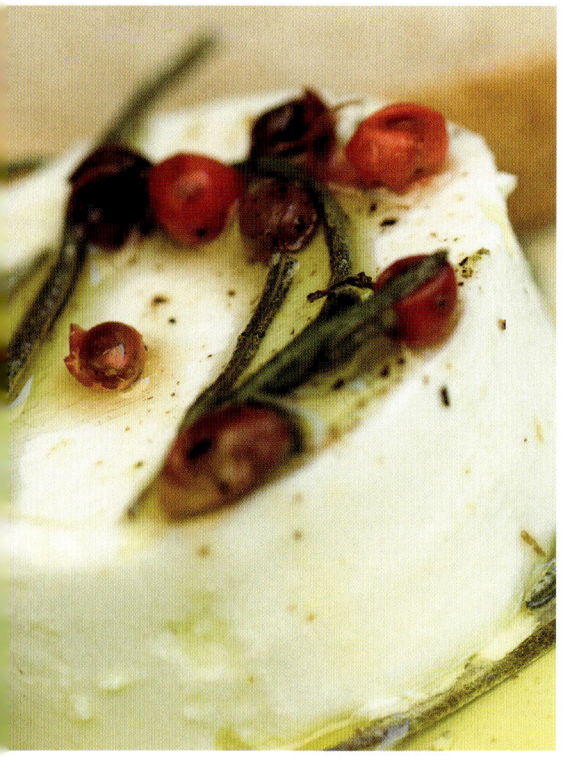

Rührei-Kresse-Toasts

gelingt leicht

Zubereitungszeit: 25 Minuten
Garzeit: 5–10 Minuten

Eine Portion enthält:

379 kcal/1584 kJ	182 mg Kalzium
16 g Eiweiß	4 mg Eisen
20 g Fett	199 µg Folsäure
35 g Kohlenhydrate	35 µg Jod

Zutaten für 2 Portionen

2 Eier

4 EL Kondensmilch, 7,5 % Fett

Salz

Pfeffer

1 TL Rapsöl

2 EL Kresse

1 rote Paprikaschote

4 Blätter Kopfsalat

4 Scheiben Vollkorntoastbrot

2 TL Mayonnaise, fettreduziert

Zubereitung

1 Die Eier in eine Schüssel geben, mit einem Schneebesen die Milch unterschlagen und mit Salz und Pfeffer würzen.

2 Öl in einer beschichteten Pfanne erhitzen, die Eimasse hineingeben und unter vorsichtigem Wenden stocken lassen.

3 Die Kresse waschen und trocknen. Die Paprikaschote waschen, halbieren, entkernen und die Paprikahälften in schmale Streifen schneiden. Den Kopfsalat waschen und putzen.

4 Toastbrote toasten, etwas abkühlen lassen. Zwei Toastbrote mit Mayonnaise bestreichen. Darauf Salatblätter, Kresse und Paprikastreifen verteilen und mit Rührei belegen. Die restlichen Toastscheiben darauflegen und sofort servieren.

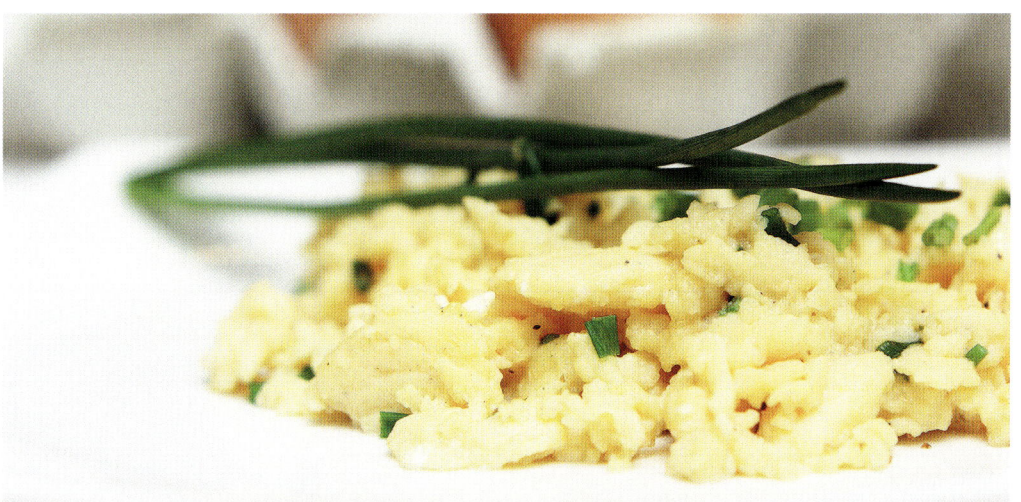

Ananas-Apfel-Chips
braucht etwas mehr Zeit

**Zubereitungszeit: 20 Minuten
Garzeit: 1 Stunde 10 Minuten**

Eine Portion enthält:

233 kcal/974 kJ	29 mg Kalzium
1 g Eiweiß	1 mg Eisen
1 g Fett	17 µg Folsäure
54 g Kohlenhydrate	5 µg Jod

Zutaten für 2 Portionen

½ Babyananas (ca. 250 g)

40 g Puderzucker

1 Apfel (ca. 200 g)

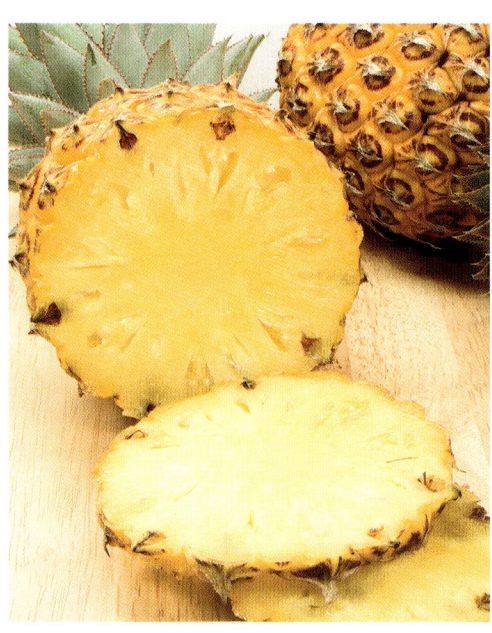

Zubereitung

1   Den Backofen auf 100 °C (Ober- und Unterhitze, Umluft 80 °C) vorheizen.

2   Die Ananas schälen und mit einem Gemüsehobel in dünne Scheiben (ca. 2 mm) schneiden.

3   Zwei Backbleche mit Backpapier auslegen und mit je ¼ der Puderzuckermenge bestreuen.

4   Die Ananasscheiben dicht nebeneinander darauflegen und mit der Hälfte des restlichen Puderzuckers bestäuben. Im Ofen 20–25 Minuten trocknen lassen. Die Scheiben wenden und weitere 20–25 Minuten trocknen. Auf ein Gitter legen und abkühlen lassen.

5   Den Apfel waschen, mit einem Ausstecher das Kerngehäuse entfernen und den Apfel ebenfalls in dünne Scheiben (ca. 2 mm) schneiden.

6   Mit den Apfelscheiben wie oben beschrieben verfahren, von jeder Seite jedoch nur 15 Minuten trocknen lassen. Ebenfalls auf einem Gitter abkühlen lassen.

Meloneneis
herrlich erfrischend

Zubereitungszeit: 25 Minuten Kühlzeit: 5–6 Stunden	
Eine Portion enthält:	
210 kcal/878 kJ	164 mg Kalzium
5 g Eiweiß	1 mg Eisen
2 g Fett	23 µg Folsäure
41 g Kohlenhydrate	10 µg Jod

Zutaten für 2 Portionen
500 g Wassermelone

2 EL Ahornsirup

2 EL Zitronensaft

200 g Naturjoghurt, 1,5 % Fett

Zubereitung

1 Die Wassermelone entkernen und das Fruchtfleisch mit einem Kugelausstecher auslösen.

2 Die Melonenkugeln mit Sirup und Zitronensaft vermischen. Etwa 300 g der Mischung fein pürieren, die restlichen Kugeln bis zum Servieren kalt stellen.

3 Das Melonenpüree mit dem Joghurt glatt rühren. Die Masse in der Eismaschine gefrieren lassen oder für 5–6 Std. ins Gefrierfach stellen und etwa alle 30 Minuten umrühren.

4 Das Eis mit den restlichen Melonenkugeln servieren.

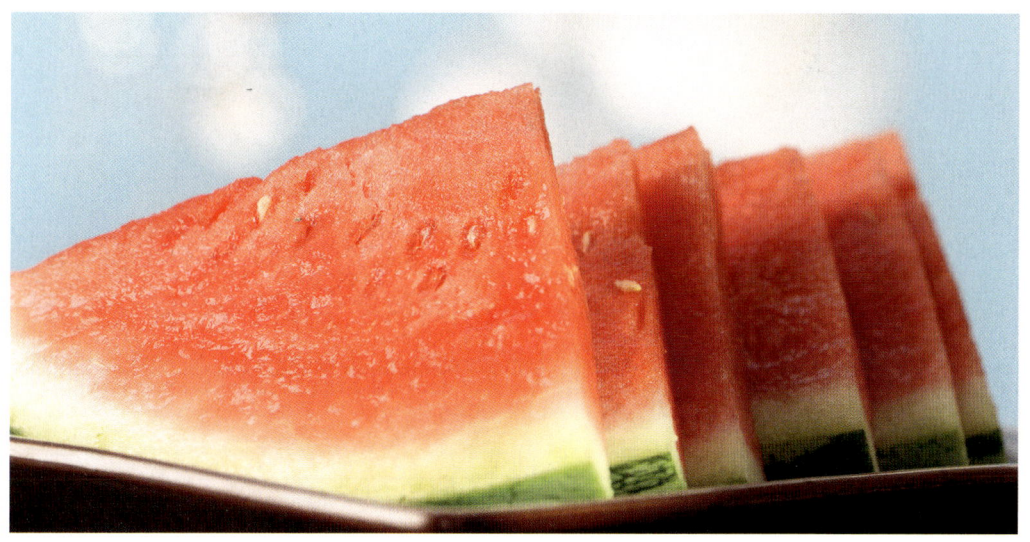

Obstsalat mit Vanillejoghurt

gelingt leicht

Zubereitungszeit: 20 Minuten

Eine Portion enthält:

180 kcal/752 kJ	151 mg Kalzium
4 g Eiweiß	1 mg Eisen
2 g Fett	40 µg Folsäure
35 g Kohlenhydrate	9 µg Jod

Zutaten für 2 Portionen

1 Orange

100 g Weintrauben

2 getrocknete Datteln

1 Birne

½ Vanilleschote

1 TL Honig

1 Becher Naturjoghurt, 1,5 % Fett

Zubereitung

1 Die Orange schälen und in Würfel schneiden. Die Trauben waschen und halbieren. Die Datteln halbieren, Steine entfernen und das Fruchtfleisch in schmale Streifen schneiden. Die Birne waschen, halbieren, das Kerngehäuse entfernen und die Birnenhälften in kleine Würfel schneiden und sofort mit den anderen Obstsorten vermischen.

2 Die Vanilleschote der Länge nach halbieren, das Mark herauskratzen und mit dem Honig unter den Joghurt rühren.

3 Das Obst in zwei Dessertschalen verteilen und den Vanillejoghurt darübergießen.

TIPPS UND TRICKS

Datteln enthalten viel Kalzium und Eisen und mehr Ballaststoffe als das faserreichste Vollkornbrot.

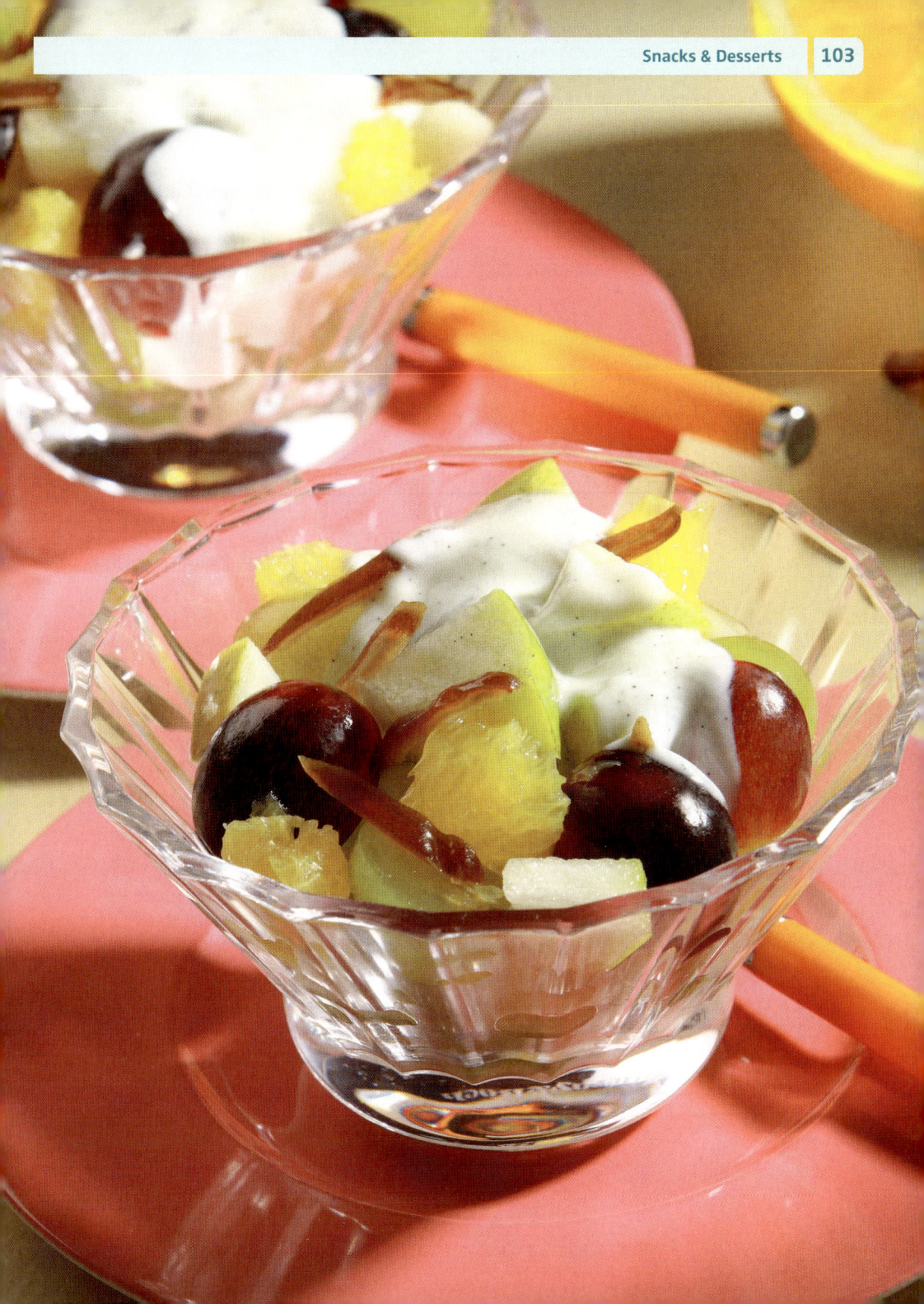

Rhabarbergrütze mit Sahne

braucht etwas mehr Zeit

Zubereitungszeit: 20 Minuten
Garzeit: ca. 5 Minuten
Kühlzeit: ca. 2 Stunden

Eine Portion enthält:

230 kcal/961 kJ	108 mg Kalzium
2 g Eiweiß	1 mg Eisen
5 g Fett	9 µg Folsäure
42 g Kohlenhydrate	4 µg Jod

Zutaten für 2 Portionen

300 g Rhabarber

2 EL Zucker

1 EL Stärke

200 ml Traubensaft

2 EL Sahne

Zubereitung

1 Den Rhabarber putzen, schälen und in kleine Stücke schneiden. Rhabarber und Zucker in einen kleinen Topf geben und erhitzen.

2 Die Stärke mit etwas Traubensaft glatt rühren. Den restlichen Traubensaft zum Rhabarber geben.

3 Den Rhabarber einige Minuten köcheln lassen, bis er weich ist. Die angerührte Stärke in die kochende Masse geben, mit einem Schneebesen gut verrühren und alles etwa 1 Minute sprudelnd kochen lassen.

4 Die Grütze in zwei Dessertschalen füllen, abkühlen lassen und mind. 2 Stunden kühl stellen. Abgekühlte Grütze mit flüssiger oder geschlagener Sahne verzieren.

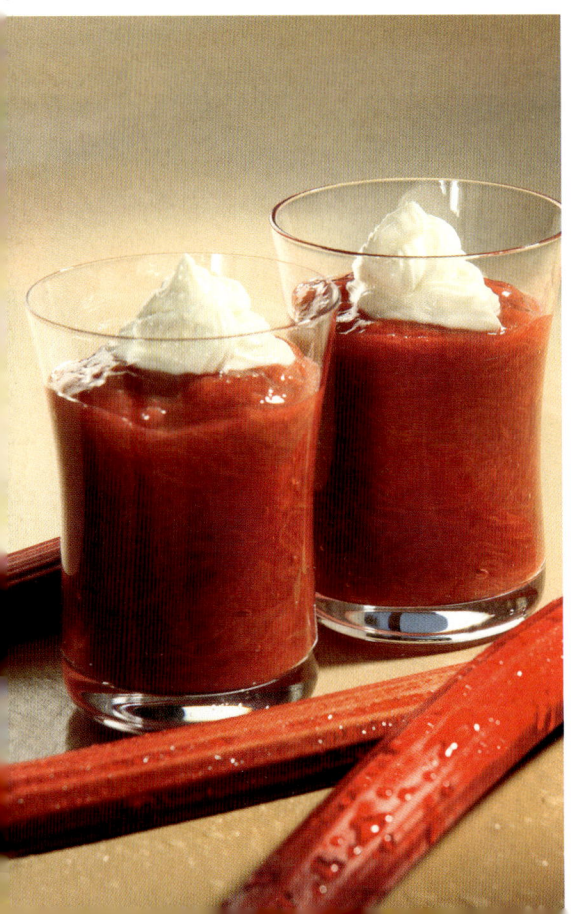

Zimtcreme „Istanbul"

geht schnell

Zubereitungszeit: 10 Minuten
Garzeit: 1–2 Minuten

Eine Portion enthält:

267 kcal/1116 kJ	186 mg Kalzium
8 g Eiweiß	1 mg Eisen
9 g Fett	33 µg Folsäure
37 g Kohlenhydrate	10 µg Jod

Zutaten für 2 Portionen

150 ml Orangensaft

80 g getrocknete Datteln

¼ TL abgeriebene Bio-Orangenschale

½ TL Zimtpulver

2 EL Frischkäse, fettreduziert

150 g Naturjoghurt, 1,5 % Fett

Zubereitung

1 Den Orangensaft in einem Topf aufkochen und zur Seite stellen. Die Datteln entsteinen, klein würfeln und zusammen mit Orangenschale und Zimtpulver mit dem Orangensaft verrühren.

2 Den Frischkäse mit dem Joghurt glatt rühren.

3 Das Dattelkompott in zwei Dessertgläser füllen und die Joghurtcreme daraufgeben.

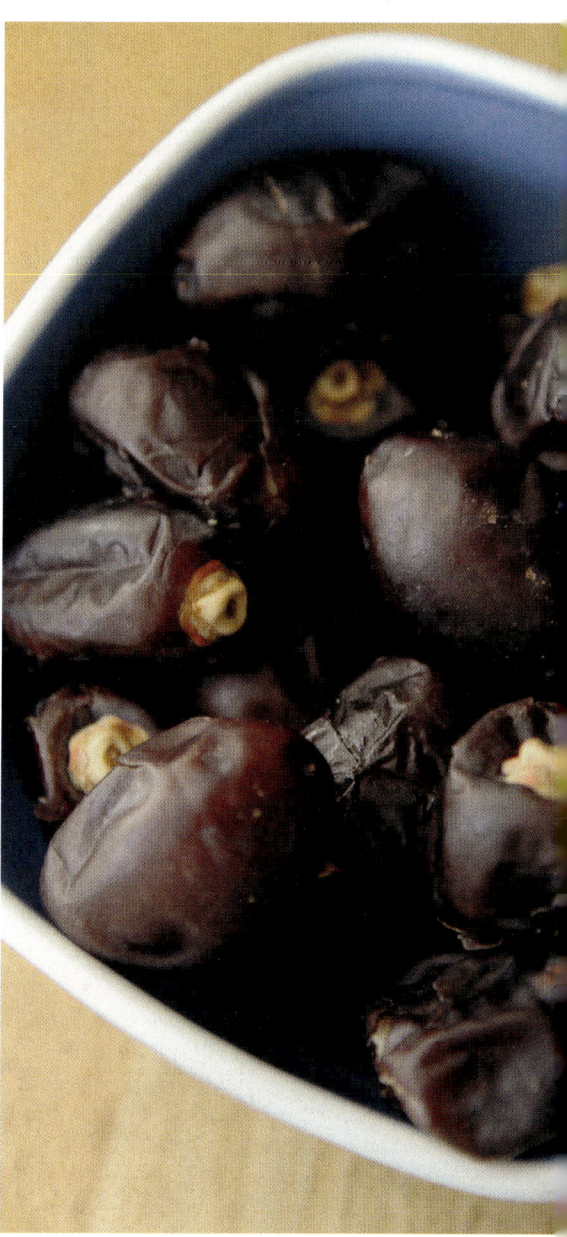

Erdbeer-Joghurt-Creme
preiswert

Zubereitungszeit: 20 Minuten
Einweichzeit: 10 Minuten
Kühlzeit: ca. 1 Stunden

Eine Portion enthält:

139 kcal/581 kJ	129 mg Kalzium
4 g Eiweiß	1 mg Eisen
2 g Fett	28 µg Folsäure
25 g Kohlenhydrate	7 µg Jod

Zutaten für 2 Portionen

2 Blatt weiße Gelatine

250 g Erdbeeren

2 EL Zucker

150 g Naturjoghurt, 1,5 % Fett

Zubereitung

1 Die Gelatine nach Packungsanweisung in kaltem Wasser 10 Minuten einweichen.

2 Die Erdbeeren putzen, waschen und vierteln. Mit dem Zucker in ein hohes Gefäß geben und pürieren. Etwas vom Püree zum Garnieren beiseitestellen.

3 Die Gelatine nach Packungsanweisung auflösen, 2 Esslöffel Fruchtpüree unter die Gelatine rühren, danach das restliche Püree untermengen. Den Joghurt ebenfalls unter das Fruchtmus rühren.

4 Die Masse in zwei Dessertschalen füllen und im Kühlschrank mindestens 60 Minuten kalt stellen.

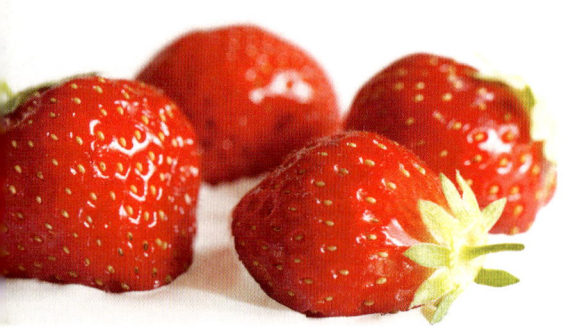

TIPPS UND TRICKS

Erdbeeren gelten wegen ihres hohen Eisengehalts als wirksames Mittel gegen Blutarmut.

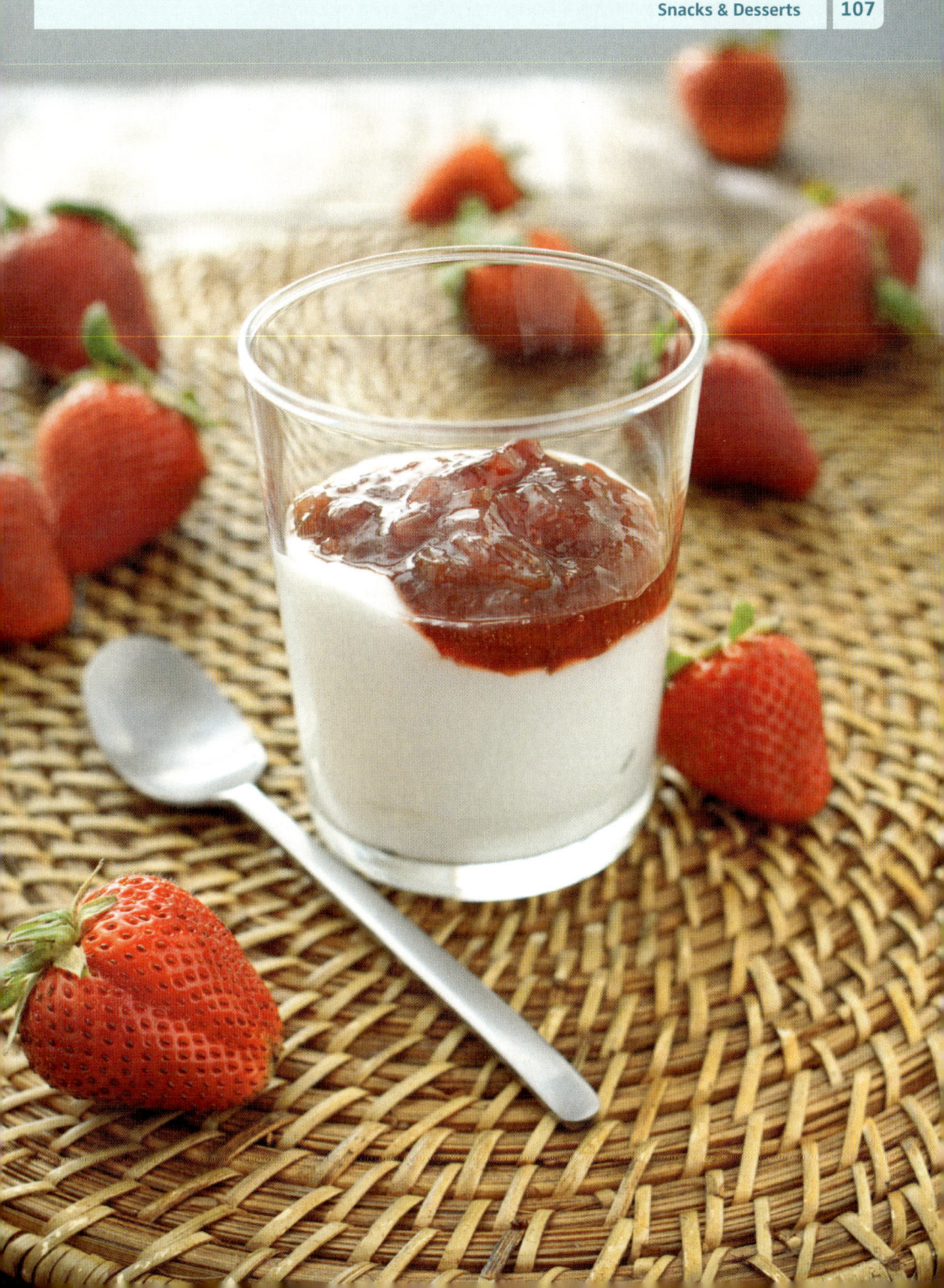

GETRÄNKE

Südseezauber
ideal für heiße Tage

Zubereitungszeit: 15 Minuten	
Eine Portion enthält:	
174 kcal/727 kJ	60 mg Kalzium
3 g Eiweiß	2 mg Eisen
1 g Fett	33 µg Folsäure
36 g Kohlenhydrate	5 µg Jod

Zutaten für 2 Portionen
2 Mandarinen

1 kleines Stück Ananas (ca. 150 g)

1 Banane (ca. 100 g)

100 ml Maracujasaft

100 ml Orangensaft

eisgekühltes, kohlensäurehaltiges
Mineralwasser zum Aufgießen

zerstoßenes Eis

Zubereitung
1 Die Mandarinen auspressen, die Ananas und Banane schälen und in kleine Stücke schneiden.

2 Beide Obstsorten in ein Mixglas geben, die Obstsäfte zugießen und solange pürieren, bis eine homogene Masse entstanden ist.

3 Mit Mineralwasser aufgießen, evtl. nochmals kurz mixen und in zwei hohe Gläser füllen. Zerstoßenes Eis zugeben und gleich genießen.

TIPPS UND TRICKS

Kalte Getränke helfen mancher Schwangeren gegen Übelkeit. Probieren Sie es einfach aus!

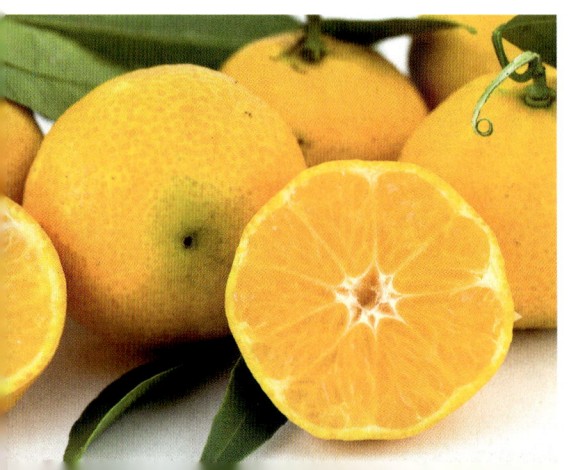

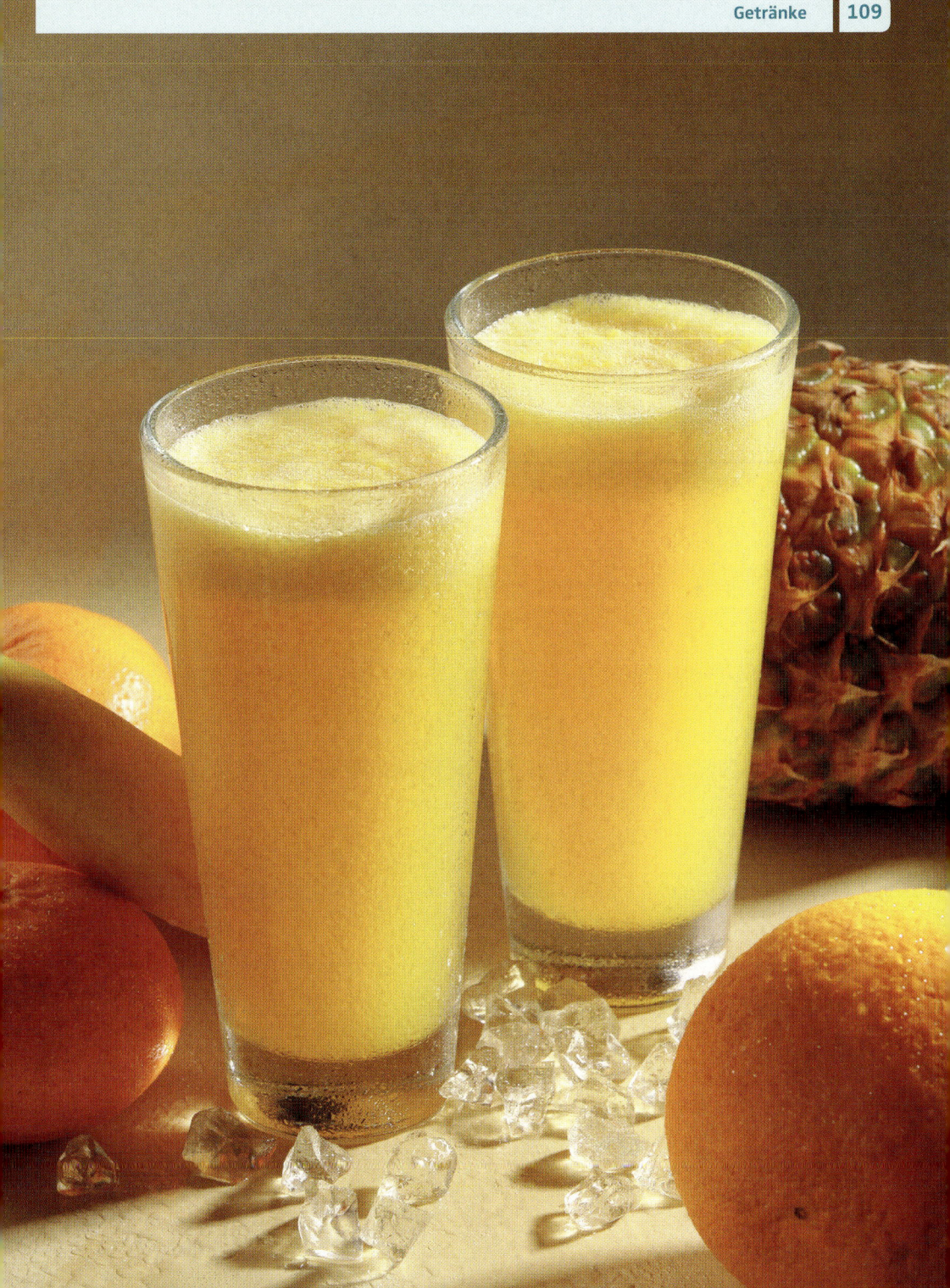

Mango-Lassi
geht schnell

Zubereitungszeit: 10 Minuten	
Eine Portion enthält:	
114 kcal/477 kJ	114 mg Kalzium
3 g Eiweiß	1 mg Eisen
2 g Fett	53 µg Folsäure
19 g Kohlenhydrate	8 µg Jod

Zutaten für 2 Portionen

1 reife Mango (ca. 250 g)

2 EL Zitronensaft

150 g Naturjoghurt, 1,5 % Fett

50 ml eisgekühltes Mineralwasser

Zubereitung

1 Die Mango schälen und in kleinen Stücken vom Stein schneiden. Die Mangowürfel in ein Mixglas geben und anschließend fein pürieren.

2 Den Zitronensaft mit dem Joghurt glatt rühren, zum Mangopüree geben, mit Mineralwasser aufgießen und nochmals gut durchmixen. In zwei hohe Gläser füllen und servieren.

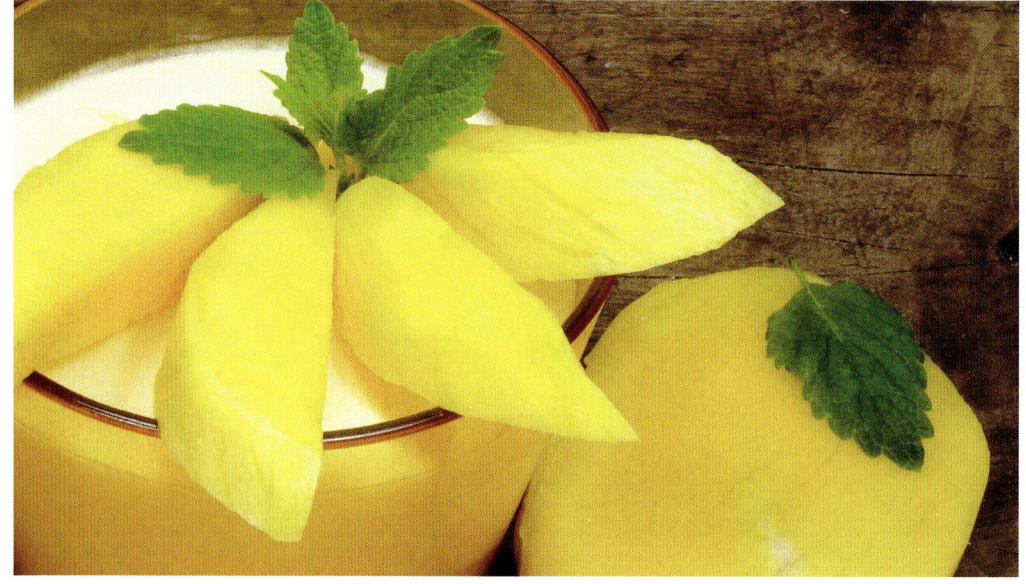

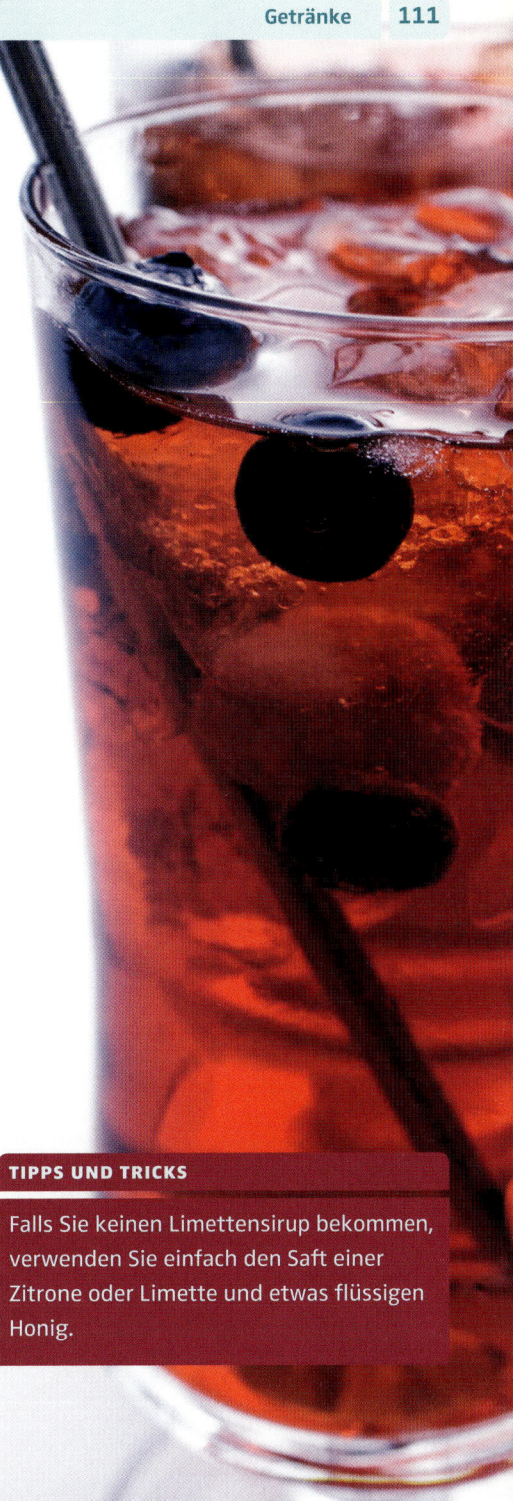

Rote Erfrischung
spritzig und belebend

Zubereitungszeit: 10 Minuten
Gefrierzeit: 12 Stunden

Eine Portion enthält:

118 kcal/493 kJ	20 mg Kalzium
1 g Eiweiß	1 mg Eisen
0 g Fett	4 µg Folsäure
26 g Kohlenhydrate	1 µg Jod

Zutaten für 2 Portionen

4 El roter Traubensaft

100 ml Kirschsaft

100 ml schwarzer Johannisbeernektar

1 EL Limettensirup

eisgekühltes, kohlensäurehaltiges
Mineralwasser zum Aufgießen

zerstoßenes Eis

Zubereitung

1 Den Traubensaft in eine Eiswürfelschale gießen und über Nacht gefrieren lassen.

2 Die Eiswürfel in der Eismühle crushen oder in ein Geschirrtuch geben und mit einem Hammer zerkleinern. Eis in zwei hohe Gläser geben.

3 Kirschsaft, Johannisbeernektar, Limettensirup und Mineralwasser darüber gießen und gleich genießen.

TIPPS UND TRICKS

Falls Sie keinen Limettensirup bekommen, verwenden Sie einfach den Saft einer Zitrone oder Limette und etwas flüssigen Honig.

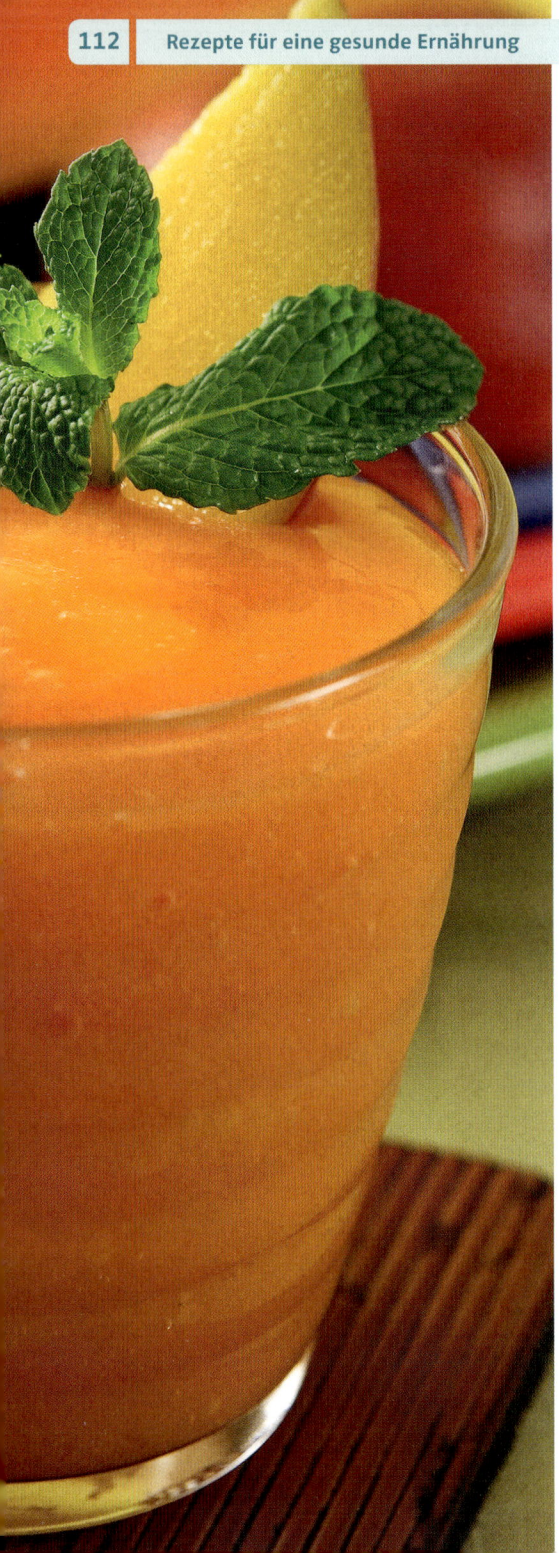

Maracuja-Fizz
geht schnell

Zubereitungszeit: 5 Minuten

Eine Portion enthält:

116 kcal/485 kJ	44 mg Kalzium
3 g Eiweiß	1 mg Eisen
1 g Fett	25 µg Folsäure
21 g Kohlenhydrate	3 µg Jod

Zutaten für 2 Portionen

150 ml Maracujasaft

100 ml Orangensaft

100 ml Ananassaft

2 EL Zitronensaft

Eiswürfel

eisgekühltes Mineralwasser zum Aufgießen

Zubereitung

1 Die Säfte miteinander verrühren und in zwei mit Eiswürfel gefüllte, hohe Gläser gießen.

2 Mit Mineralwasser aufgießen und servieren.

Tee mit Milch „einmal anders"

ungewöhnlich

Zubereitungszeit: 5 Minuten
Ziehzeit: ca. 2–8 Minuten (je nach Teesorte)

Eine Portion enthält:

113 kcal/472 kJ	243 mg Kalzium
7 g Eiweiß	0 mg Eisen
3 g Fett	10 µg Folsäure
14 g Kohlenhydrate	15 µg Jod

Zutaten für 2 Portionen

400 ml Milch, 1,5 % Fett

2 Portionen Tee nach Belieben

(schwarz, grün oder Roibusch)

2 TL brauner Zucker oder flüssiger Honig

Zubereitung

1 Die Milch erhitzen, allerdings nicht kochen lassen.

2 Den Tee in einen Teefilter bzw. ein Teesieb geben und in die heiße Milch hängen, ab und zu umrühren. Je nach Teesorte ziehen lassen (schwarzer bzw. grüner Tee 2–3 Minuten, Roibuschtee 5–8 Minuten).

3 Den Teefilter entfernen und den Milchtee mit Zucker oder Honig süßen.

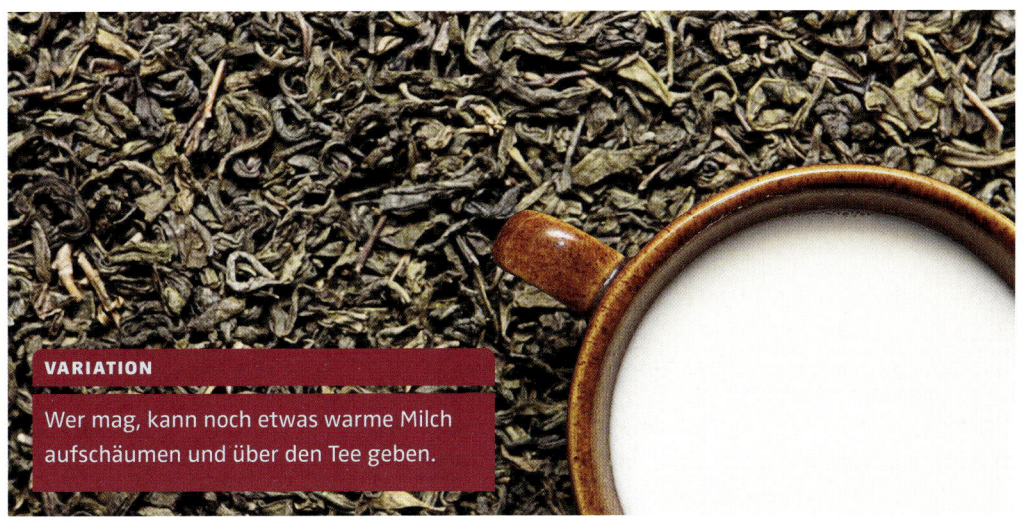

VARIATION

Wer mag, kann noch etwas warme Milch aufschäumen und über den Tee geben.

Zimtschokolade

köstlich

Zubereitungszeit: 5 Minuten	
Garzeit: ca. 5 Minuten	

Eine Portion enthält:

290 kcal/1212 kJ	293 mg Kalzium
10 g Eiweiß	2 mg Eisen
16 g Fett	17 µg Folsäure
25 g Kohlenhydrate	18 µg Jod

Zutaten für 2 Portionen

20 g Schokolade

400 ml Milch, 1,5 % Fett

1 Zimtstange

10 g Kakaopulver

1 EL Zucker

50 ml Sahne

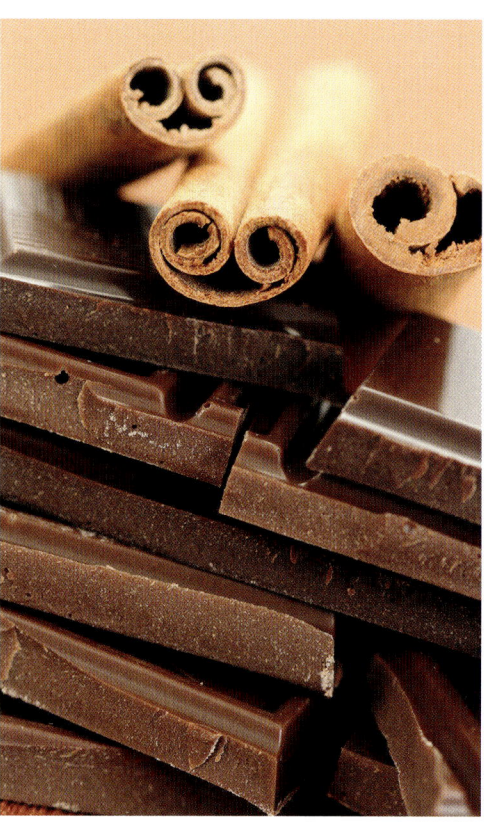

Zubereitung

1 Die Schokolade grob hacken.

2 300 ml Milch mit der Zimtstange in einem Topf aufkochen lassen. Die restliche Milch mit dem Kakaopulver und Zucker glatt rühren.

3 Die dunkle Milch mit einem Schneebesen in die kochende Milch einrühren. Die Schokolade in die heiße Milch geben und unter Rühren schmelzen lassen. Die Zimtstange entfernen.

4 Die Sahne halb steif schlagen. Die Zimtschokolade auf zwei Tassen verteilen und mit Sahne verziert servieren.

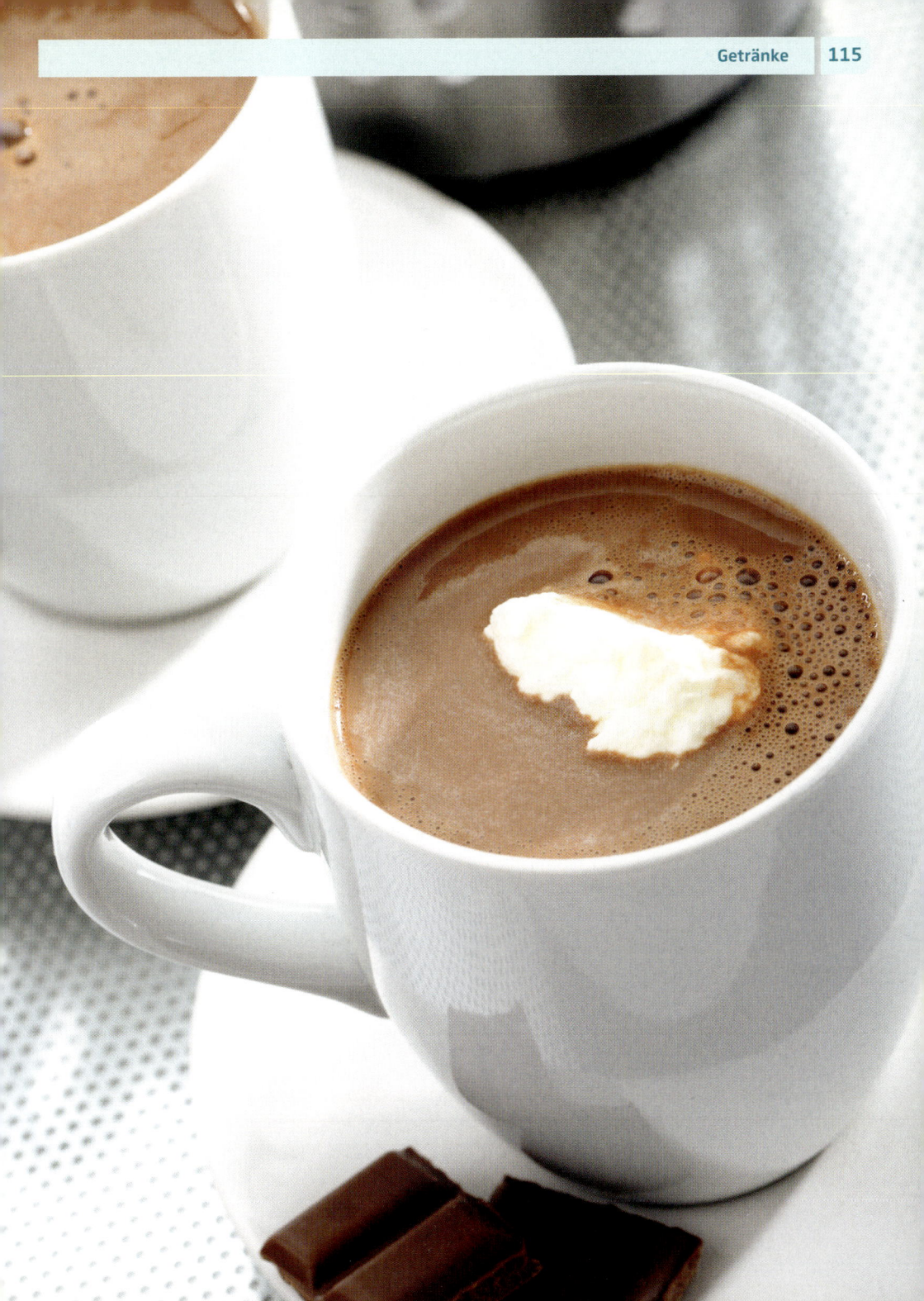

ANHANG

Adressen

**Deutsche Gesellschaft für
Ernährung e. V.**
Godesberger Allee 18
53175 Bonn
Tel.: 0228 3776600
E-Mail: webmaster@dge.de
www.dge.de

**Gesellschaft für Geburtsvorbereitung –
Familienbildung und Frauengesundheit**
Ebersstraße 68
10827 Berlin
Tel.: 030 45026920
E-Mail: gfg@gfg-bv.de
www.gfg-bv.de

**Deutsche Gesellschaft für Gynäkologie
und Geburtshilfe e. V.**
Robert-Koch-Platz 7
10115 Berlin
Tel.: 030 514883340
E-Mail: info@dggg.de
www.dggg.de

Deutscher Hebammenverband e.V.
Gartenstraße 26
76133 Karlsruhe
Tel.: 0721 981890
E-Mail: info@hebammenverband.de
www.hebammenverband.de

HebammenSuche
Pforzheimer Straße 15
76227 Karlsruhe
Tel.: 0721 6807880
gebührenfreie Hotline: 0800 6667788
E-Mail: info@hebrech.de
www.hebammensuche.de

**Die Deutsche Gesellschaft
der gynäkologischen Endokrinologie
und Fortpflanzungsmedizin e. V.**
Universitäts-Frauenklinik Heidelberg
Voßstraße 9
69115 Heidelberg
Tel.: 06221 567913
E-Mail: thomas.rabe@med.uni-
heidelberg.de
www.dggef.de

Netzwerk der Geburtshäuser
Kasseler Straße 1a
60486 Frankfurt/Main
Tel.: 069 71034475
E-Mail: info@geburtshaus.de
www.geburtshaus.de

**Zentrum für Ernährungskommunikation,
Diätberatung und Gesundheitspublizistik**
Sven-David Müller
Wendenschlossstraße 439
12557 Berlin
Tel.: 030 74780900
E-Mail: diaetmueller@web.de
www.svendavidmueller.de

Register

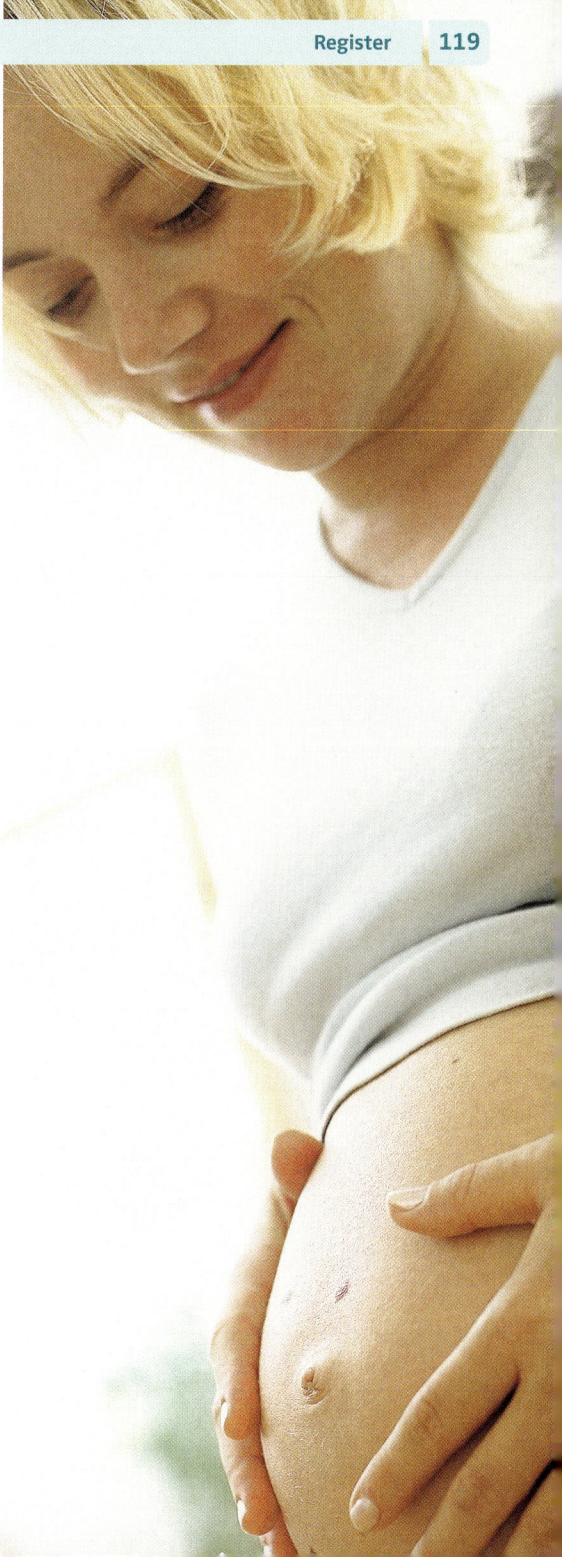

Bibliografische Information der Deutschen Nationalbibliothek
Die Deutsche Nationalbibliothek verzeichnet diese Publikation
in der Deutschen Nationalbibliografie; detaillierte bibliografische Daten
sind im Internet über http://dnb.ddb.de abrufbar.

ISBN 978-3-89993-582-0

Fotos:
Ingo Wandmacher: 2, 5, 27, 59, 63, 67, 71, 75, 83, 87, 91, 97, 103, 104, 109
fotolia.com: Paylessimages:1; Hannes Eichinger: 6, 8/9, 11, 41, 46/47, 48,
101; Kimsonal: 23; ewa kubicka: 25; Liv Friis-larsen: 39, 53; Torsten
Schon: 45; LianeM: 51; David Smith: 56/57; Tomasz Olszowski: 62;
Daisy Daisy: 64; Andreja Donko: 66; Infomages: 68; Silvia Bogdanski: 88;
Andreas F.: 99; Olga Lyubkina: 112; Monika Adamczyk: 114
iStockphoto.com: Kelly Cline: 15, 107; Robert Churchill: 19; David
Smith 29; Elena Elisseeva: 34/35; Monika Wisniewska: 37; Vladimir
Vladimirov: 61; YinYang: 73; Monika Adamczyk: 79; Lauri Patterson: 81;
Olga Lyubkina: 85; Jason Poole: 92; Manuela Weschke: 93; Marianna
Bettini: 96; Olivier Le Moal: 98; RainforestAustralia: 100; Guillermo
Perales: 102; Adriene Hughes: 105; Božo Kodrič: 106; Arialdo
Rescigno: 108; 110; Joe Biafore: 111; Aleksander Trankov: 113, 115
MEV-Verlag: 65, 80, 119, 120
Umschlag: Titelfoto: panthermedia; hintere Klappe (innen): Mareen
Friedrich – fotolia.com

© 2010 Schlütersche Verlagsgesellschaft mbH & Co. KG
Hans-Böckler-Allee 7, 30173 Hannover
www.schluetersche.de

Lektorat: Sylvia Winnewisser, Wiesbaden
Layout: Groothuis, Lohfert, Consorten, Hamburg
Covergestaltung: Kerker + Baum Büro für Gestaltung, Hannover
Satz: Die Feder Konzeption vor dem Druck GmbH, Wetzlar
Druck und Bindung: Grafisches Centrum Cuno GmbH & Co. KG, Calbe
Hergestellt in Deutschland.